Gesund abnehmen
mit Topinambur

Prof. Dr. Günter Bärwald

Gesund abnehmen mit Topinambur

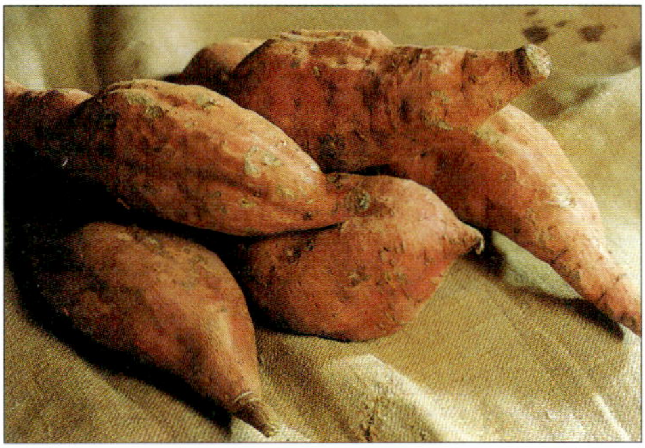

Unter Mitarbeit von
Edgar Gugenhan

TRIAS

Die Deutsche Bibliothek – CIP-Einheitsaufnahme
Bärwald, Günter:
Gesund abnehmen mit Topinambur : wie Sie mit der köstlichen Indianer-Kartoffel Gewicht verlieren, ohne zu hungern, Ihre Verdauung dauerhaft regulieren, Ihren Blutzuckerspiegel günstig beeinflussen / Günter Bärwald. Unter Mitarb. von Edgar Gugenhan. - Stuttgart : TRIAS, 1999
ISBN 3-89373-518-6

Dieses Buch wurde in der neuen deutschen Rechtschreibung verfasst.
Gedruckt auf chlorfrei gebleichtem Papier

Konzeption und Projektleitung: Werner Waldmann
Redaktion: Marion Zerbst
Korrektur: Karl Beer, Andrew Leslie
DTP: Dr. Katrin Beyer
Fooddesign: René Schulte
Pharmazeutische Beratung: Apotheker Hannes Konnerth
Ernährungswissenschaftliche Beratung: Heike Böckmann
Produktion: WZ Media, Stuttgart
Umschlaggestaltung: CYCLUS · Visuelle Kommunikation, Stuttgart
Druck: Westermann Druck, Zwickau
Fotos: Cover vorne: P. Thul, Cover hinten: ZEFA; Bildarchiv Preussischer Kulturbesitz (S. 11, 47); Plantin (S. 25, 75); Topina (S. 8/9, 12, 26, 62/63, 74, 76); WZ Media (47)

Rüdigerstraße 14
D-70469 Stuttgart

ISBN 3-89373-518-6

Leserservice

Wenn Sie Fragen oder Anregungen zu diesem Buch haben, schreiben Sie uns an:

TRIAS Verlag
Postfach 30 11 07
D-70451 Stuttgart

oder schicken Sie eine E-Mail an:

trias.lektorat
@thieme.de

Inhalt

Topinambur – die tolle Schlankmacher-Knolle 6

Renaissance einer fast vergessenen Pflanze 9

Mit Topinambur abnehmen, ohne zu leiden 33

Topinamburprodukte – und wie man sie einsetzt 63

Topinambur im eigenen Garten 71

Topinambur zum Schlankbleiben und Schlemmen 79

Info-Adressen und Bezugsquellen für Topinambur-Produkte und Saatknollen 126

Register 128

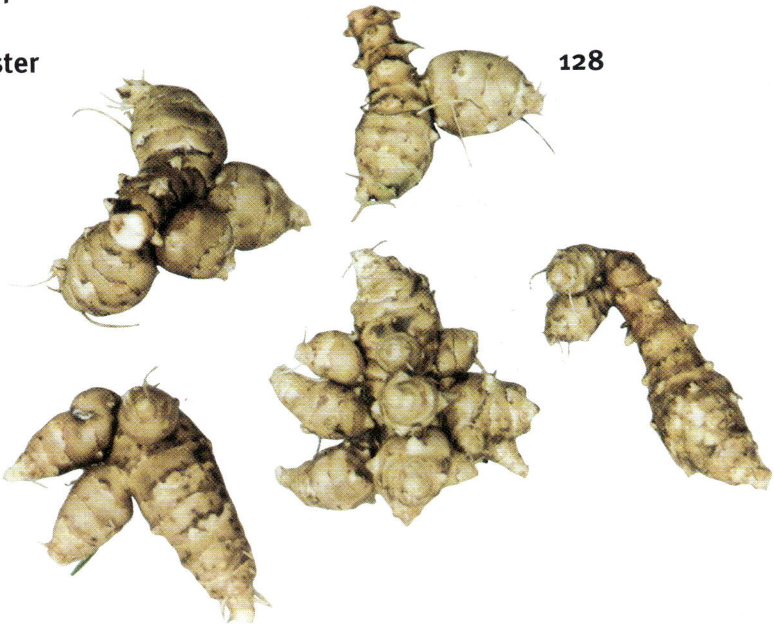

Topinambur – die tolle Schlankmacher-Knolle

Einst ein Armeleuteessen, das den Menschen in Not- und Kriegszeiten über den schlimmsten Hunger hinweghalf, erlebt die Topinambur heute eine Renaissance – denn inzwischen weiß man um ihre erstaunlichen gesundheitsfördernden Wirkungen und wertvollen Inhaltsstoffe.

Die schmackhafte Knolle, die Anfang des 17. Jahrhunderts im Zuge der Kolonisation Kanadas bei den dort ansässigen Indianerstämmen entdeckt wurde, ist nicht nur reich an Vitaminen, Mineralien und Spurenelementen. Ihre heutige Beliebtheit als gesundes, schlank machendes Nahrungsmittel verdankt sie vor allem einem besonderen Inhaltsstoff: dem Inulin – einem Ballaststoff, der die Verdauung anregt, träge Därme in Schwung bringt und ganz nebenbei auch noch den Cholesterinspiegel senkt, für eine gesunde Darmflora sorgt und vor Dickdarmkrebs schützt. Das unverdauliche Inulin dient nämlich Bakterien, die unseren Darm fit und

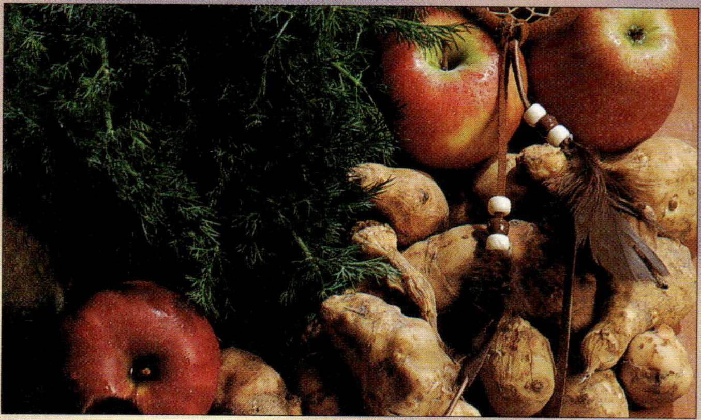

Die Topinambur ist relativ anspruchslos. Man kann sie auch im eigenen Garten kultivieren. In diesem Buch erfahren Sie, wie das geht.

gesund halten (unter anderem den Milchsäurebakterien), als Nahrung. Wer seinem Körper regelmäßig Inulin mit der Nahrung zuführt, sorgt dafür, dass diese gesunden Darmbakterien sich reichlich vermehren – und krank machende Mikroorganismen verdrängen.

Gleichzeitig quillt das Inulin wie alle Ballaststoffe im Darm auf (Voraussetzung: Man muss viel Flüssigkeit zu sich nehmen) und sorgt durch diesen Quell-Effekt für ein lange anhaltendes Sättigungsgefühl – ohne kalorienmäßig zu Buche zu schlagen, denn die Topinambur besteht zu 80 % aus Wasser und zu etwa 15 % aus unverdaulichen Ballaststoffen und ist mit rund 20 Kilokalorien pro 100 g ein echter Schlankmacher. Topinambur und die daraus hergestellten Produkte – beispielsweise Topinambursirup, -saft und -kautabletten – eignen sich daher hervorragend für eine Kur, um ein paar überflüssige Pfunde zu verlieren.

Gleichzeitig haben Inulin und andere in der Topinambur enthaltene Kohlenhydrate auch noch den Vorteil, dass sie kaum einen Blutzuckeranstieg auslösen. Das macht die Topinambur zu einem idealen Nahrungsmittel für Diabetiker.

In diesem Buch erfahren Sie, wie Sie die Topinambur und die Vielfalt an schmackhaften Topinambur-Produkten für Ihre Gesundheit und zum Schlankwerden und -bleiben nutzen können. Wir stellen Ihnen eine 6-Tage-Topinambur-Kur vor, bei der Sie Übergewicht abbauen können, ohne zu leiden, weil die Ballaststoffe kein Hungergefühl aufkommen lassen – und die Sie bei Bedarf auch auf mehrere Wochen ausdehnen können. Ratschläge für Diabetiker, ein Überblick über die interessantesten Topinambur-Produkte und viele Rezepte – eingeteilt in Gerichte zum Schlankbleiben und Gerichte zum Schlemmen – runden das Buch ab; und natürlich erfahren Sie auch, wie Sie Topinambur im eigenen Garten anbauen können. Die Pflanzen liefern nicht nur einen guten Ernte-Ertrag (1,5 bis 3,5 kg Knollen pro Pflanze), sondern sehen mit ihren gelben Blüten auch sehr dekorativ aus.

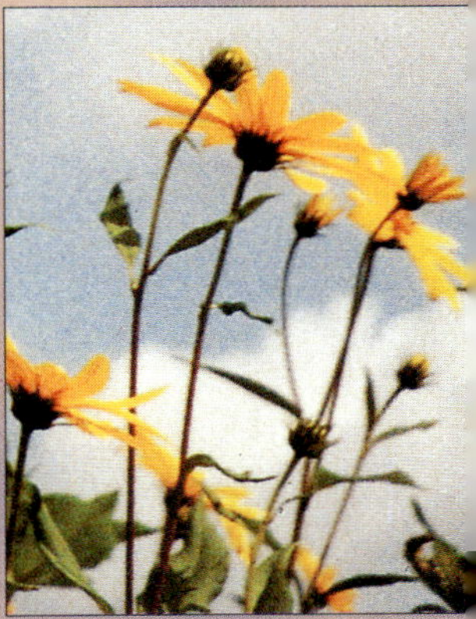

Mit ihren hübschen gelben Blüten ist die Topinambur auch sehr dekorativ und eignet sich gut als Bienenweide.

Die Topinambur ist vom einstigen Armeleuteessen zu einem wegen seines Gesundheitswerts begehrten Nahrungsmittel avanciert. Auch für eine Schlankheitskur eignet sie sich ganz ausgezeichnet.

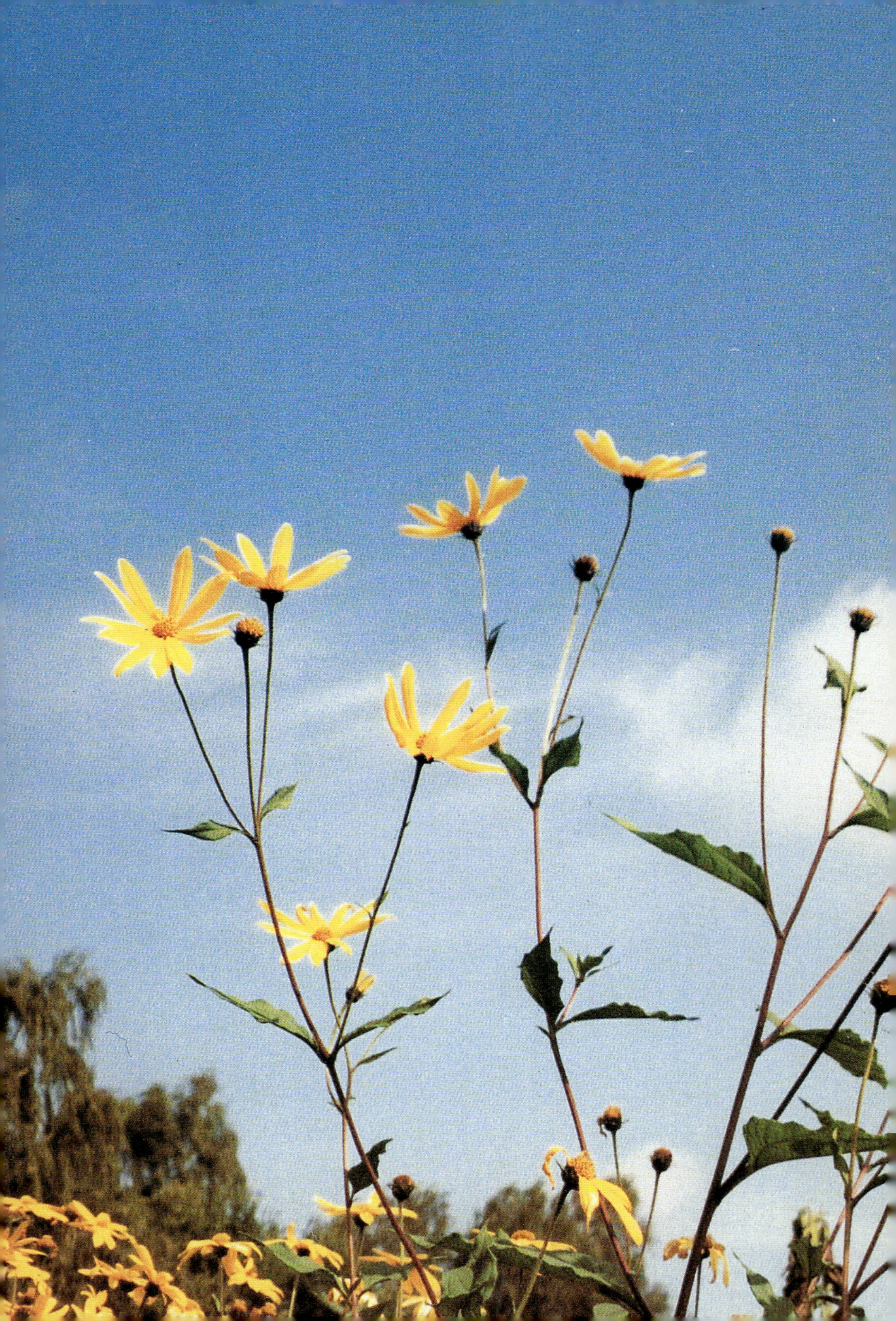

Renaissance einer fast vergessenen Pflanze

Erst seit einiger Zeit weiß man, dass die Topinambur – der einst der Beigeschmack eines billigen Armeleuteessens anhaftete – eine wahre Wunderknolle ist: Sie ist gesund für Darm und Verdauung, macht schlank und wirkt sich positiv auf den Blutzuckerspiegel aus. Als Nahrungsmittel für Diabetiker eignet sie sich daher ebenso gut wie für eine Schlankheitskur. Und ganz nebenbei schmecken Topinambur und die daraus hergestellten Produkte auch noch so lecker, dass das Abnehmen zum Vergnügen wird.

Immer, wenn Notzeiten waren, erinnerten sich die Menschen der Topinambur. Heute denkt man an das persönliche Wohlbefinden, „Wellness", „Fitness", isst „Functional Food", trinkt „Functional Drinks" und versucht dem heutigen Stress, den ein Leben in relativem Wohlstand leider begleitet, zu entkommen. Und gerade heute erlebt diese fast vergessene Pflanze Topinambur – wie die Kartoffel, die Tomate, der Kakao und der Tabak ein echter Amerikaner – wegen ihres hohen Gesundheitswertes und ihrer Anti-Stress-Eigenschaften eine Renaissance sowohl im westlich orientierten Europa als auch weiter ostwärts in Asien.

Es war übrigens nicht der spektakuläre Cristóbal Colón (Kolumbus), der diese Pflanze oder die Kunde davon nach Europa brachte, sondern bei der Kolonisation Kanadas fand der französische Offizier Samuel de Champlain 1603 bei den eingeborenen Indianern mehrere Arten essbarer „Wurzeln", die sie anbauten und die den Geschmack von Artischocken hatten. Wäre nicht im Jahre 1612 eine Hungersnot in Port Royal, Neu-Frankreich (Ostkanada) ausgebrochen, hätte sich die Kunde über die Topinambur als Wunderpflanze nicht verbreitet. So aber konnten sich die französischen Neu-Kanadier mit dieser Pflanze fast als alleinigem und dabei auch noch ausgesprochen schmackhaftem Nahrungsmittel bis zur nächsten Ernte retten.

Berichte über das wundersame Überleben mussten verfasst werden, und zwar zunächst an den weltlichen Herrscher, Ludwig XIII. von Frankreich, und schließlich an den Papst. Zum Beweis wurden Pflanzen nach Frankreich gebracht, wo sie nur für den Hochadel bestimmt waren. Die Topinambur gedieh in den königlichen Gärten von Versailles für die Tafel des Hofes.

▶ *Nicht Kolumbus fand die Pflanze, sondern Samuel de Champlain in Kanada.*

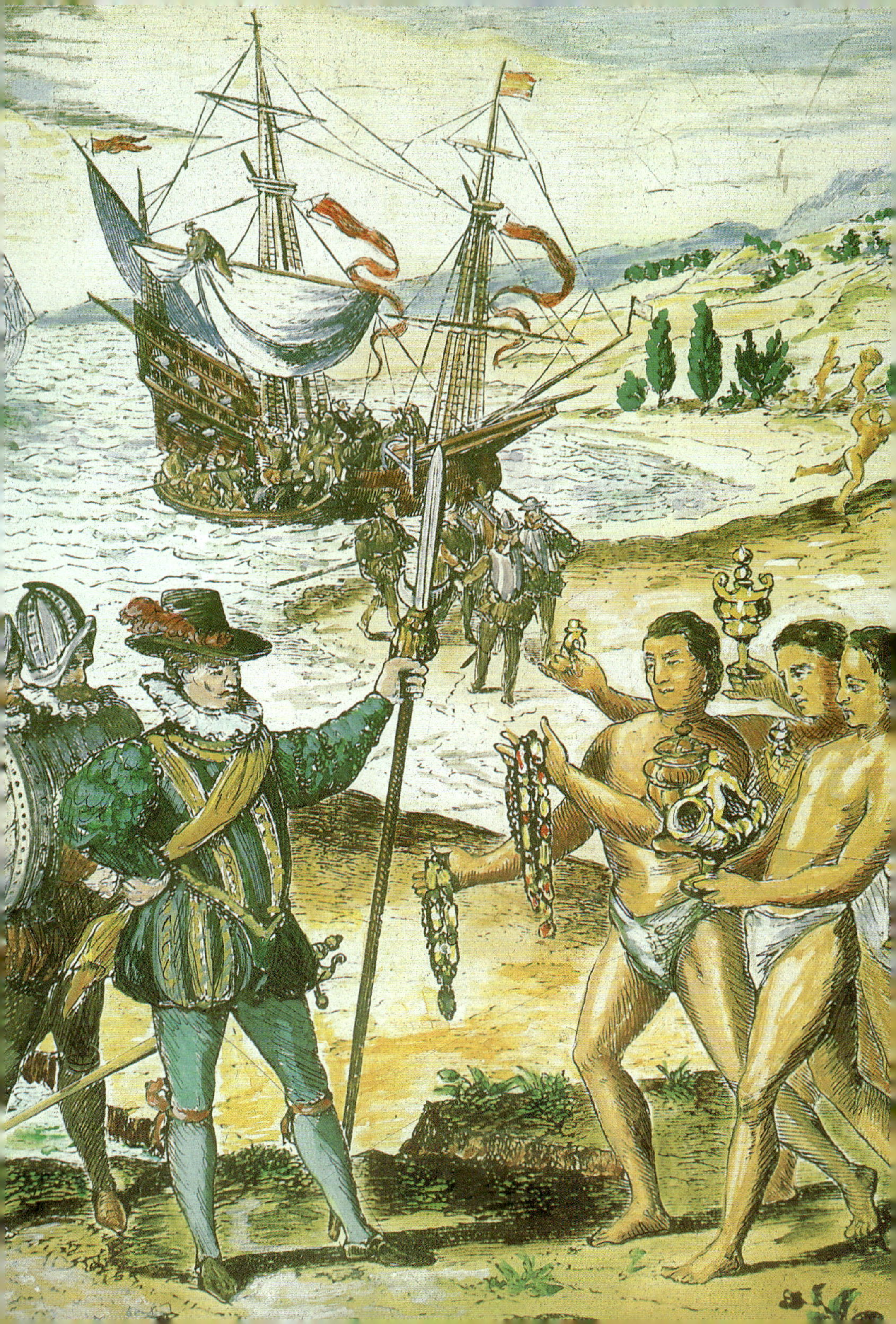

Bei den nordamerikanischen Indianern ist die Topinambur schon seit langem bekannt. Sie haben diese Pflanze auf ihren Wanderungen mitgeführt und dadurch in Nordamerika weit verbreitet.

Aber was „die da oben“ essen, muss doch auch für den Bauern, den Seemann und anderes Volk gut sein. Und so wurden – heimlich durch die Seeleute direkt aus „Neu-Frankreich“, aber auch durch Diebstahl aus den königlichen Gärten – diese Indianerknollen doch verbreitet und allgemein als Speise, Beilage zu Fisch und Fleisch, für Suppen und roh zum Dazwischenessen genossen. Die Kunde über die Wunderpflanze verbreitete sich so rasch, dass bereits innerhalb weniger Jahre der Anbau in England, Belgien, den Niederlanden, in Spanien und Italien begann. Bemerkenswert ist, dass sich diese Pflanze trotz des Dreißigjährigen Krieges besonders in den betroffenen Ländern Mitteleuropas ausbreitete – wieder in Zeiten der Not. Bedingt durch die Nöte in der damaligen Versorgung mit Nahrungsmitteln, bedingt durch die Wiederentdeckung dieser wertvollen Pflanze im 20. Jahrhundert, haftet der Topinambur der Geruch von Not und Tod an. Sie war zum Armeleuteessen, zum Lückenbüßer in der Versorgung der von Kriegen geschüttelten Bevölkerung in Mitteleuropa stilisiert worden.

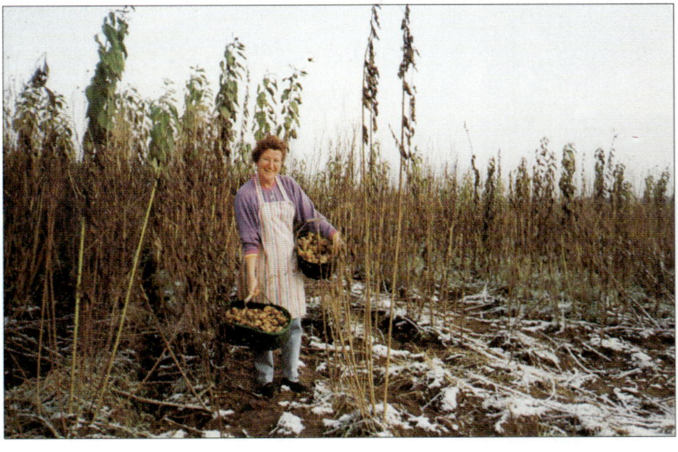

Die Topinambur hat den Menschen im Laufe der Jahrhunderte schon über viele Hungersnöte hinweggeholfen. Heute wird sie in erster Linie wegen ihres Gesundheitswerts geschätzt.

Heute wissen wir mehr über diese einst königlichen Knollen, wir wissen um ihre positiven Wirkungen auf unser Verdauungssystem: Frische Topinambur und Produkte daraus werden in der Ernährung bei der Zivilisationskrankheit Nummer 1 in der westlichen Welt (Diabetes mellitus), die oftmals mit Übergewicht einhergeht, seit Jahrzehnten angewandt. Auf Diätbasis gestaltete Mahlzeiten mit Topinambur helfen Wohlstandsrundungen wegzuschmelzen. Bei der Einnahme von Topinamburprodukten anstelle ganzer Mahlzeiten hat man weniger Hunger, denn Topinambur macht satt, dabei aber nicht dick.

Im Rezeptteil im letzten Kapitel unseres Buches werden opulente Hauptgerichte und Beilagen ebenso beschrieben wie diätgerechte, gesunde Kost aus roher und zubereiteter Topinambur. Der Rezeptteil ist daher in zwei Rubriken unterteilt: „Topinamburgerichte zum Schlankbleiben" und „Topinamburgerichte zum Schlemmen".

Reiche und Arme genossen die Topinamburknollen in vielfältiger Form. Die Adligen ließen ihre Köche im 17. Jahrhundert raffinierte Speisen aus Topinambur zubereiten. Die Pflanze wurde europäisiert, eingebürgert und auch wissenschaftlich beschrieben.

Es sollte nicht vergessen werden, dass die Topinambur sich in Europa in einer Zeit ausbreitete, die durch den Dreißigjährigen Krieg und seine Folgen gekennzeichnet war. Die in den Kriegsgebieten lebende Bevölkerung musste für die Heeresverpflegung aufkommen, sie erlebte Brandschatzung, Flucht, Hungersnot und verarmte. Einmal gepflanzte Topinambur blieb am Standort. Die verarmten Menschen gruben in der Winterzeit wieder die Knollen aus und aßen sie – notfalls auch roh.

Der Gesundheitswert der Knollenfrüchte wird erkannt

In alten botanischen Büchern sind fantastische, an Pyramiden erinnernde Topinamburpflanzen dargestellt.

Heilkundige und Geistliche befassten sich mit diesen anspruchslosen, bescheidenen, einst königlichen Knollen. Über Erkenntnisse einer positiven Wirkung auf das Verdauungssystem wurde berichtet, aber auch über die bevorzugte Anwendung der frischen Topinambur und ihrer Produkte in der Ernährung bei verschiedenen Zivilisationskrankheiten. So erlebte die Topinambur eine erste Renaissance während des 1. Weltkriegs und in der Zeit der Weimarer Republik und eine weitere nach dem Ende des 2. Weltkriegs. Obwohl die Knollen gerade in diesen Notzeiten sehr geschätzt wurden und alle gesundheitspositiven Eigenschaften inzwischen wissenschaftlich belegt waren, gerieten sie mit zunehmendem Wohlstand wieder in Vergessenheit.

Topinambur-Inulin: Ballaststoffe, die den Darm gesund halten

Stärke ist in der Topinambur nicht enthalten.

Die Topinamburknolle enthält als Reservestoffe die Kohlenhydrate des Fruchtzuckers (Fruktose): Inulin und Oligofruktane. Beide haben die gleiche chemische Struktur, sind aber von unterschiedlicher Molekülgröße. Je größer das Molekül ist, desto schlechter ist das Kohlenhydrat im Verdauungssaft löslich. Bei den gut löslichen Oligofruktanen ist das Molekül maximal aus neun Fruktoseeinheiten und einer Glukose als „Kopf" des Moleküls zusammengesetzt. Inulin ist größer als Oligofruktan, d. h., es sind mehr als neun Fruktosen mit einer Glukose als Anfang zu einer Kette verknüpft – je nach Erntezeitpunkt der Topinambur bis zu einer Molekülkette von 35 Bausteinen.

Inulin, Oligofruktane und Fruktose aus Topinambur werden insulinabhängig verstoffwechselt.

Inulin und Oligofruktane passieren den Magen und Dünndarm unverdaut. Sie locken kein Insulin, sie verhalten sich im Körper insulinunabhängig. Das wurde bereits seit der Entdeckung des Insulins im Jahre 1921 in der Ernährung bei Diabetikern ausgenutzt, gab es doch nunmehr eine wissenschaftliche Erklärung dafür, weshalb die Topinambur dem Diabetiker gut tut. Man kann das Inulin und seine kleineren Verwandten, die Oligofruktane, auch in die Gruppe der Ballaststoffe einordnen. In Wasser oder Körperflüssigkeiten quellen diese Fruktane zu Gelen auf. Erst im Dickdarm wird der Anteil des löslichen Inulins von einigen Arten der im Darm vorkommenden Bakterienflora weiter abgebaut. Es ist seit langer Zeit bekannt, dass Topinambur Bifido-aktiv wirkt, d. h. die Vermehrung der „guten" Bifidobakterien im Darm fördert. Heute lautet der Modebegriff dafür „präbiotische Eigenschaft".

Topinambur wirkt im Darm mehrfach: als Ballast- und Gleitstoff sowie als „Futter" für die erwünschten Darmbakterien.

Im Darm herrscht üblicherweise ein harmonisches Gleichgewicht zwischen den verschiedensten Mikroorganismen. Gewissermaßen verhalten sie sich positiv multikulturell. Sie sind vom zugeführten Nahrungsangebot des jeweiligen Darmabschnitts abhängig, in dem sie sich befinden. Wenn der Mensch seine Nahrung längerfristig umstellt, z. B. auf ballaststoffreiche Kost oder auf bestimmte Diäten, verändert sich entsprechend verzögert die Bakterienflora, weil sich der pH-Wert des Darmsaftes im Dickdarm verschiebt.

Diese Vorgänge kann jeder an sich selbst beobachten, und zwar an Form, Farbe und Geruch des Stuhls. Besonders auffällig wird dies, wenn von einer fettreichen Fleischkost abgegangen wird. Wir sprechen von einem Fäulnisvorgang, wenn das Eiweiß bakteriell abgebaut wird. Dabei entstehen u. a. toxische (giftige) Substanzen, die in der Leber erst noch entgiftet werden müssen.

Ballaststoffe, besonders aus Topinambur, sorgen für eine gesunde Darmflora.

Wie wirken Ballaststoffe?

Für eine gesunde Darmflora ist eine ballaststoffreiche Ernährung mit reichlich frischem Gemüse, Obst und

Vollkornprodukten wichtig. Als Ballaststoffe werden die unverdaulichen Nahrungsbestandteile bezeichnet. Dazu gehören auch die Fruktoseverbindungen in der Topinamburknolle, die im menschlichen Verdauungssystem nicht gespalten werden, sodass das Inulin unverändert in den Dickdarm gelangt und seine positiven Wirkungen entfalten kann. Durch Ballaststoffe wird die Verdauung angekurbelt; Schadstoffe und Nahrungs-Cholesterin werden teilweise gebunden und ausgeschieden.

Der Darminhalt – samt Krebs erregenden Stoffen – wird durch die Einwirkung von Ballaststoffen schneller transportiert und ausgeschieden. Wer sein Risiko für die Entstehung von Dickdarmkrebs senken will, tut gut daran, Gemüse und Vollkornprodukte zum Hauptbestandteil seiner Ernährung zu machen! Die fast vergessene Topinamburknolle liegt also voll im gesunden Trend.

Verstopfung – die heimliche Volkskrankheit

Abführmittel sind auf die Dauer keine Lösung Ihres Darmproblems! Denn sie machen den Darm mit der Zeit nur noch träger. Wichtig ist daher eine Ernährungsumstellung auf ballaststoffreiche Kost. Topinambur und die aus ihr hergestellten Produkte können dabei helfen.

Die größten Feinde der Darmflora sind ballaststoffarme Ernährung und die unnötige Einnahme von Antibiotika und Abführmitteln.

Ursache für Verstopfung sind nicht nur unsere Ernährungsgewohnheiten, sondern auch unsere hektische Lebensweise, der ständige Stress. Dadurch wird die normale Funktion des Dickdarms gestört. Neben einer Ernährungsumstellung – im Mittelpunkt stehen Gemüse, Obst, Vollkornprodukte, Hülsenfrüchte – ist auch genügend Bewegung und vor allem ein ausreichendes Trinken (mindestens 2 bis 2,5 l pro Tag) die Behandlung der Wahl.

Die Ballaststoffe in der Topinambur sind dabei eine gesunde und natürliche Hilfe. Aus Topinambur erhalten wir unlösliche und lösliche Ballaststoffe. Zu den unlöslichen gehören ein Teil des Inulins und die Faserstoffe, zu den löslichen das übrige niedermolekulare Inulin, Oligofruktane bis zu den Bausteinen Fruktose und Glukose sowie das Pektin als Quellstoff.

Im Darm bildet sich unter Flüssigkeitszufuhr von außen und innerer Schleimsekretion ein Brei aus, welcher Ballaststoffcharakter besitzt, d. h., er wird im Dünndarm nur von den löslichen Bestandteilen befreit, das Unlösliche wandert weiter zum Dickdarm. Dabei wird Insulin als Hormon nicht abgerufen; es entsteht kein weiteres Hungergefühl, sodass der Ballaststoffbrei schließlich in den Dickdarm zur Teilverwertung durch Bakterien gelangt.

Darmträgheit ist hauptsächlich auf unsere ungesunde Lebensweise – zu viel Stress, zu wenig Bewegung, zu ballaststoffarme Kost – zurückzuführen.

Zu den „guten Darmbakterien" gehören solche aus der Gattung der Bifidobakterien. Bereits der Säugling verfügt dominant im Darmtrakt über eine Bifidusflora, die sich im Kindesalter verringert. Der ältere Erwachsene dagegen hat in der Regel kaum noch einen ausgeprägten Bifidus-Bakterienanteil im Darm. Erst seit etwa 30 Jahren sind die Bifidobakterien für die Medizin wieder interessant geworden, denn in ihrem Stoffwechsel bilden sie Essig- und Milchsäure neben etwas Ameisensäure besonders aus kurzkettigem Inulin. Diese Säuren wirken pH-senkend und hemmen pathogene (krankheitserregende) Bakterien, beim älteren Erwachsenen insbesondere Clostridien.

Aus Tierversuchen ist bekannt, dass ein Anstieg von Bifidobakterien im unteren Teil des Dünndarms die *Escherichia-coli*-Darmbakterien zurückdrängt, wenn z. B. die eiweißreichen Bohnen verfüttert wurden. *Escherichia coli* ist der wohl bekannteste Vertreter, der zusammen mit etwa 400 verschiedenen Typen von vorwiegend Bakterien und (geringfügig) Pilzen den anaerob (unter Ausschluss von

Clostridium difficile ist relativ resistent gegenüber Breitbandantibiotika, sodass es sich auf Grund seiner Widerstandsfähigkeit und Toxinbildung stark vermehrt – die Folge sind Darmbeschwerden und lang anhaltende Durchfälle (Diarrhöen).

Außerhalb des Darms kann Escherichia coli Blasenentzündungen verursachen. Da dieses Bakterium über Geißeln für die Fortbewegung verfügt, kann es sich in den Harn ableitenden Wegen festhalten und sogar in Zellen eindringen. Es ist deshalb schwer bekämpfbar.

Luftsauerstoff) wachsenden Anteil von Mikroorganismen im Darmbereich des Menschen bildet.

Escherichia coli ist ein Hygiene-Indikator. Wenn dieser Keimtyp an oder in Lebensmitteln und auf Oberflächen von Geräten zu deren Produktion gefunden wird, muss die Lebensmittelüberwachung sofort eingreifen, damit es zu keiner Übertragung dieser an sich für den gesunden Menschen harmlosen Bakterien kommt. Im Geleitzuge der *Escherichia coli* könnten sich ja gefährliche Darmbakterien befinden, wie z. B. Salmonellen, Streptokokken, Listerien und Yersinia. Diese bilden teilweise mutagene (das Erbgut verändernde) Substanzen im Darm, welche auch prokarzinome (eventuell Krebs erzeugende) Eigenschaften besitzen können.

Als mutagen bezeichnet man Substanzen, die Veränderungen im Erbgut (Mutationen) auslösen. Antimutagene Stoffe wirken dem entgegen und können damit vor Krebs schützen.

Bifidobakterien erzeugen selbst antimutagene Polysaccharide, welche z. B. gegen aus Bratfett, gebratenem Fleisch und Fisch stammende mutagene und kanzerogene (Krebs erzeugende) chemische Verbindungen wirken. Dazu müssen aber die Bifidobakterien in fermentierten Lebensmitteln erst angeregt werden. Aus vielen Untersuchungen ist bekannt, dass das niedermolekulare Inulin der Topinambur in Zusammenwirkung mit den Vitaminen und anderen Inhaltsstoffen dieser Wunderknolle das Wachstum der Bifidobakterien besonders anregt und fördert. Deshalb werden viele probiotische Nahrungsmittel (z. B. Joghurt) zusätzlich mit Inulin angereichert.

Bei den Verwandten zur Bakteriengattung Bifidus, den Laktobazillen (Milchsäurebakterien), ist es ähnlich. Viele Vertreter wirken positiv auf die Darmflora; So genannte probiotische Laktobazillen passieren den Magenbereich mit einer hohen Zahl von Überlebenden. Von den Inhaltsstoffen der Topinambur werden auch diese günstig beeinflusst, und zwar sowohl bezüglich ihrer

Überlebensfähigkeit bei der Herstellung und Lagerung fermentierter Lebensmittel als auch bei der Magen-Darm-Passage. Solche Vorgänge kann man heute allerdings noch nicht am Menschen genau kontrollieren, denn der Dickdarmabschnitt, in welchem sie sich ansiedeln (sollen), ist einer Untersuchung nicht zugänglich.

Topinambur – ideal zum Schlankbleiben

In der heutigen Zeit liegen fast vergessene Nahrungsmittel zum Glück wieder voll im Trend. In der modernen leichten Küche findet Topinambur mehr und mehr Beachtung!

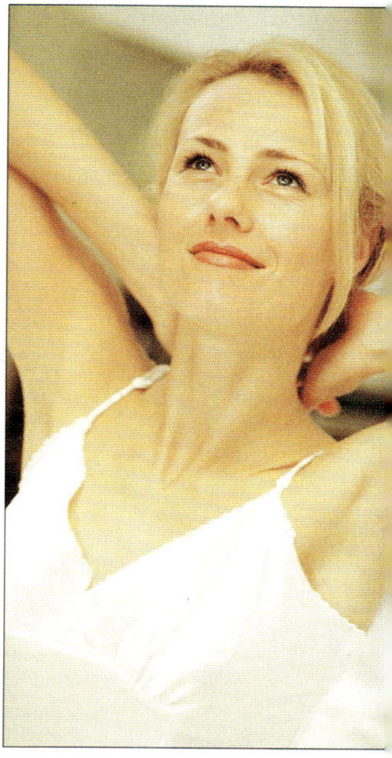

Die Topinambur ist wie alle pflanzlichen Nahrungsmittel frei von Cholesterin und deshalb ideal für eine Schlankheitskur.

Wenn es gilt, ein paar überflüssige Pfunde zu verlieren, leistet Topinambur als unverfälschtes Lebensmittel in allen seinen Formen beste Dienste. Manche Menschen berichten, dass eine Ernährungsumstellung mit Topinambur auch dem Stress entgegenwirkt. Andere erleben eine gesteigerte Darmtätigkeit. Das Allgemeinbefinden verbessert sich: Leber, Nieren, Darm und Herz funktionieren besser. Kurz: Die Topinamburknolle kann das Wohlbefinden nachhaltig verbessern.

Was zeichnet diese Knollen der Indianer denn aus, dass sie einen so bemerkenswerten Gesundheitswert besitzen? Es sind die gesamten Inhaltsstoffe, der niedrige Kaloriengehalt, der geringe Fettanteil, der nur aus einfach und zweifach ungesättigten Fettsäuren besteht, die konzentrierten Ballaststoffe, die Spurenelemente, essenziellen Aminosäuren, Vitamine und Enzyme und die Phytochemikalien (das sind nichtnutritive Wirkstoffe und sekundäre Inhaltsstoffe in Pflanzen). Die frische Topinambur besteht zu 80 % aus Wasser. Von den 20 % Fest-

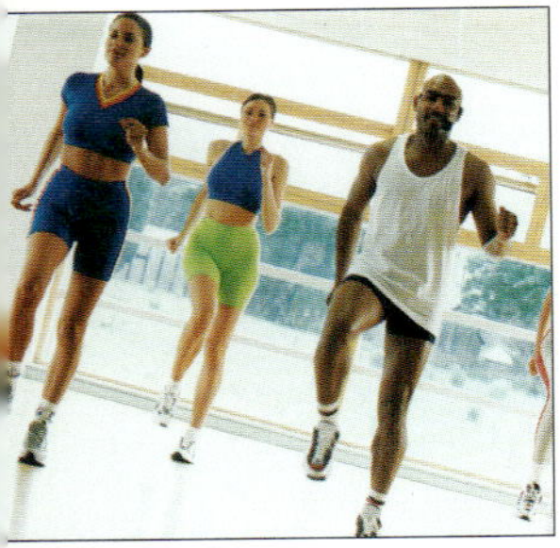

Durch regelmäßige Bewegung bis hin zum Leistungssport wird Energie nach außen abgegeben und nur wenig kann als Fettgewebe eingespeichert werden.

stoffen beträgt allein der unverdauliche Inulinanteil, der kalorisch nicht berechnet wird, bis zu 14 %. Auch spielen die anderen Ballaststoffe (Zellulose, Pektin), die zu 1,5 % in der Topinamburknolle enthalten sind, kalorisch keine Rolle. Es sind lediglich die verdaulichen Kohlenhydrate mit bis zu 2 %, das Protein mit etwa 2,4 % und das Fett mit rund 0,2 % zu berücksichtigen. Der physiologische Brennwert beträgt, je nach Erntezeit und Frische der Knollen, nur etwa 20 kcal bzw. 80 kJ pro 100 g.

Übergewicht muss nicht sein!

Schlank werden oder schlank bleiben kann man nur durch eine ausgewogene und vollwertige Ernährung. Wichtig dabei ist, sparsam mit Fett umzugehen. Schlank werden bedeutet, dass überflüssiges Depotfett des Körpers abgebaut, d. h. die im Fettgewebe eingespeicherte körpereigene Reserve wieder abgegeben wird: durch Energieverbrauch bei körperlicher Betätigung – Bewegung und Sport.

Eine kohlenhydratreiche Ernährung mit wenig Fett ist langfristig der richtige Weg zur schlanken Linie. Ganz oben auf dem Speisezettel sollte dabei Gemüse stehen, unter anderem auch Topinambur; denn diese Knolle wirkt dem Hungergefühl entgegen. Der Appetit wird durch Topinambur auf natürliche Weise gebremst und es entsteht kein vermehrtes Verlangen nach zusätzlicher Nahrungsaufnahme.

Auch im Darm wird der Geschmack der Speisen festgestellt: Er besitzt nämlich Zellen mit Geschmacksnerven.

Die Inulin-Ballaststoffe signalisieren den Geschmackszellen im Darm: „Kein Bedarf!“, wodurch Topinambur weiter den Darm passiert, ohne dass kalorisch hochwertige Kohlenhydrate und Fette verbraucht (= verbrannt) oder eingelagert (= gespeichert) werden. Es wird ein Sättigungsgefühl erreicht. Der Mensch bedarf zusätzlich nur noch einer Eiweißversorgung in Höhe des täglichen Energiebedarfs sowie essenzieller mehrfach ungesättigter Fettsäuren. Viele Vitamine, die für den täglichen Bedarf notwendigen Makro- und Mikroelemente und Enzyme erhält er über die Topinambur, wenn sie roh oder getrocknet angewandt wird.

Wie errechnet sich unser täglicher Kalorienbedarf?

Die Gesamtenergie wird als täglicher Bedarf zwischen 6500 und 13 000 kJ (entsprechend 1550 und 3100 kcal) aus der körperlichen Aktivität des Menschen, seinem Lebensalter und Geschlecht errechnet. Mit zunehmendem Alter verringert sich allerdings der Richtwert für die Energiezufuhr.

Unser täglicher Energiebedarf beträgt, je nach körperlicher Aktivität, zwischen 80 und 160 kJ pro kg Körpergewicht. (Das entspricht 20–40 kcal.)

Es werden bei erheblicher sportlicher Betätigung bzw. schwerer Arbeit 5000 bis 6700 kJ (entsprechend 1200 bis 1600 kcal) pro Tag an zusätzlichem Energiebedarf gerechnet. Schwangere haben ab dem vierten Monat auch einen um 1200 kJ (entsprechend 300 kcal) pro Tag höheren Energiebedarf, desgleichen Stillende mit bis zu 2700 kJ (650 kcal).

Übergewichtige Menschen kommen in unserer Überflussgesellschaft nicht mehr mit dem „Zuviel“ zurecht. Neuere Forschungen nennen viele Ursachen für das Dicksein. Herausgekommen ist: Jeder Mensch verwertet die Nahrung anders. Aber wann ist ein Mensch übergewichtig; wie kann man das messen? Von den verschiedenen Messmethoden werden zwei Methoden in der Praxis am meisten angewandt: das Broca-Gewicht und der Body-Mass-Index (BMI).

Nur Erwachsene können ihr Normalgewicht mit Hilfe der Broca-Formel errechnen; für Kinder gilt sie nicht. Auch bei Erwachsenen unter 1,60 m und über 1,90 m ergibt die Formel fehlerhafte Werte.

Das Broca-Gewicht

Der Laie bedient sich zur Überprüfung seines Gewichts am besten der Broca-Formel, die vor über 100 Jahren von einem französischen Arzt, Paul Broca, entwickelt wurde. Das Broca-Gewicht ist einfach festzustellen. Die Formel dazu lautet:

Normalgewicht in kg = Größe in cm – 100.

Beispiel: Ein Mensch ist 1,70 m groß und hat ein Gewicht von 70 kg. Nach Broca ist dies das Normalgewicht. Bei Männern sind Abweichungen vom Normalgewicht im Bereich von minus 10 % bis plus 10 % (in unserem Beispiel wären das 63 bis 77 kg) noch akzeptabel. Bei Frauen liegen Abweichungen von minus 15 % bis plus 10 % (in unserem Beispiel: ein Gewicht von 60 bis 77 kg) im akzeptablen Bereich. Das früher häufig als leuchtendes (und oft unerreichtes) Beispiel hingestellte „Idealgewicht" – Körpergröße in cm minus 100, und davon noch einmal 10 % abgezogen – gilt heute nicht mehr als erstrebenswert. Für Menschen mit breitem Körperbau ist es ohnehin kaum zu erreichen.

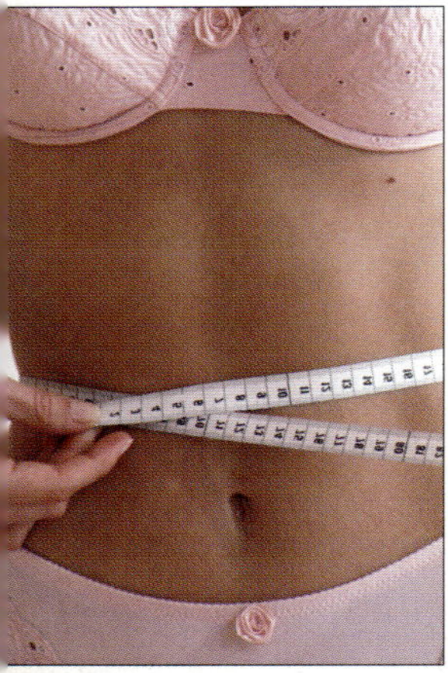

Obwohl der Begriff „Idealgewicht" heute noch populär ist, wird er nicht mehr als Richtschnur für den Menschen verwendet – es sei denn, eine Schönheitskönigin wird gekürt.

Der Body-Mass-Index (BMI)

Mit dem Body-Mass-Index (BMI) lassen sich genauere Ergebnisse erzielen als mit der Broca-Formel; allerdings ist er auch etwas komplizierter zu errechnen. Die Formel lautet:

$$\text{BMI} = \frac{\text{Körpergewicht (in kg)}}{\text{Körperlänge (in m)}^2}$$

Zur Verdeutlichung ziehen wir wieder unser Beispiel von dem 1,70 m großen Menschen heran. Nehmen wir an, dieser Mensch wiegt 65 kg. In die Formel eingesetzt, ergibt sich daraus folgender BMI:

$$\text{BMI} = \frac{65}{1{,}70^2} = 22{,}5 \text{ (abgerundet)}$$

Wie dieser Wert zu beurteilen ist, hängt vom Geschlecht der betreffenden Person ab: Für den Mann liegt der ideale Bereich bei einem BMI von 20 bis 25, bei der Frau liegt er bei 19 bis 24. Das heißt: Egal ob Mann oder Frau – mit einem Body-Mass-Index von 22,5 wie im obigen Beispiel liegen Sie immer im „grünen Bereich“!

Idealer Bereich Mann	Idealer Bereich Frau
BMI von 20 bis 25	BMI von 19 bis 24

Weniger Fleisch und Wurst – mehr Obst und Gemüse!

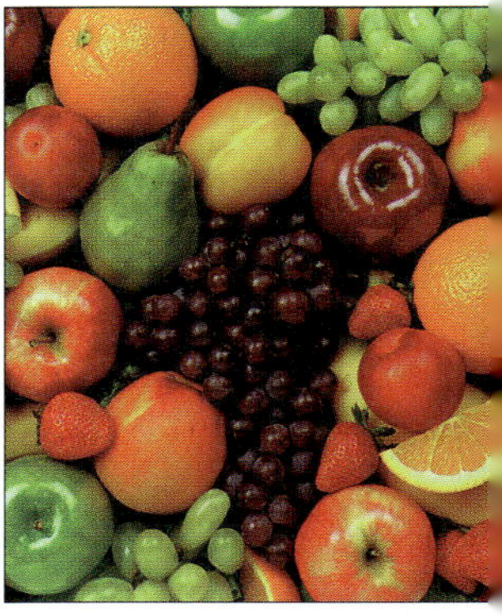

Wir erhoffen uns ein langes Leben ohne gravierendere Erkrankungen und versuchen, die Risikofaktoren möglichst gering zu halten: nicht zu rauchen, den Alkoholkonsum einzuschränken und das Gewicht in die Nähe des Normalgewichts zu reduzieren, uns dabei gleichzeitig zu bewegen und Sport zu treiben.

Eine gesunde, abwechslungsreiche Ernährung mit viel ballaststoffreichem Gemüse wie Topinambur hilft uns dabei! Immer wieder Skandale – das hat vielen Fleischfreunden mittlerweile den Appetit verdorben. Viele Studien

Menschen, die viel ballaststoffreiches Obst und Gemüse – beispielsweise Topinambur – essen, sind gesünder als ihre Fleisch und Wurst liebenden Mitbürger.

haben erwiesen, dass Menschen, die nur selten Fleisch und Wurst essen, gesünder und schlanker sind als ihre Fleisch liebenden Mitbürger.

Die Gründe dafür: In Fleisch (vor allem in Wurstwaren) kann reichlich Fett enthalten sein – oft in versteckter, kaum sichtbarer Form. Überhöhte Fettaufnahme ist nicht nur verantwortlich für Übergewicht, sondern steht auch im Verdacht, die Entstehung bestimmter Krebsarten zu fördern.

Wichtige Mineralstoffe in der Topinambur

Die Topinambur enthält einige Vitamine und hat darüber hinaus einen hohen Mineralstoffanteil von durchschnittlich 1,7 %. Der hohe **Kalium**anteil begünstigt die biochemischen Vorgänge der Reizleitungen in Muskel- und Nervenzellen. Kalium wird nicht nur für die Skelettmuskulatur benötigt, sondern auch für die Funktion der inneren Organe: Herz (Vermeidung von Herzrhythmusstörungen und Herzerweiterung) und Darm (regt die Darmbewegung an). Neben seiner günstigen Wirkung auf die Herztätigkeit wirkt Kalium auch gegen Muskelschwäche. Die Wasserausscheidung wird durch Kalium ebenfalls gefördert. Außerdem wirkt der Mineralstoff blutdrucksenkend.

Der tägliche Kaliumbedarf wird mit 3–4 g pro Tag veranschlagt. Überschüssiges Kalium wird über Harn und Stuhl ausgeschieden.

Topinambur ist eine der kaliumreichsten Pflanzen. Der Kaliumgehalt der getrockneten Knolle bei einer täglichen Anwendung von 200 g in der Kost würde unseren Bedarf zu 300 % decken.

Natrium hingegen nimmt in der Topinambur mit 10 mg pro 200 g Pulver nur eine sehr bescheidene Stellung ein und erlaubt – je nach Zubereitung einer Mahlzeit mit Topinambur – den Hinweis „natriumarm“ oder

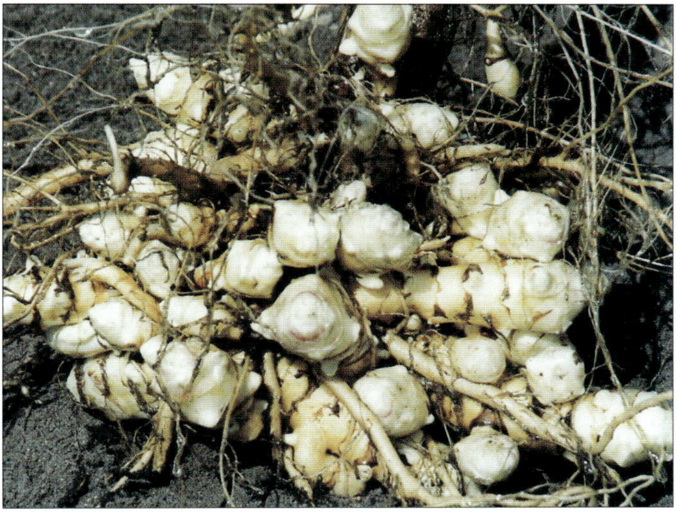

200 g Topinamburpulver decken den Vitaminbedarf zu 2 % bei Vitamin A, 20 % bei Vitamin C, 70 % bei Vitamin B1, 32 % bei Vitamin B2, 10 % bei Vitamin B6, 87 % bei Niacin, 33 % bei Pantothensäure und zu 150 % bei Biotin.

sogar „streng natriumarm“. Auf die Funktion des Natriums bei Bluthochdruck wird später noch eingegangen. Es ist bekannt, dass Kochsalz (Natriumchlorid) in höheren Konzentrationen Wasser bindet, und zwar binden 8 g Kochsalz bereits l Wasser als Körperflüssigkeit.

Bezüglich des Kalzium- und Magnesiumgehalts von Topinambur finden wir eine Teildeckung des täglichen Bedarfs, die über andere Kostformen bzw. Zusätze (beispielsweise Molken- und Magermilchprodukte) noch auszugleichen ist.

Im Allgemeinen ist die tägliche **Kalzium**zufuhr zu niedrig. Während der Kalziumbedarf Erwachsener 800–900 mg pro Tag beträgt, erhöht er sich bei Schwangeren und Stillenden auf 1,2 g pro Tag. Kalzium ist besonders wichtig für den Knochenbau und -erhalt. Durch eine gezielte Ernährung mit ausreichend Eiweiß, Kalzium, Phosphor, Fluor und Vitamin D wird der Osteoporose vorgebeugt.

Genetisch unverändertes Sojaprotein ist bei der Topina Diät-Rohstoff GmbH (Handelsvertretung Dieter Rost) erhältlich (Adresse siehe Anhang).

Bei kurmäßigem und ausschließlichem Topinamburverzehr kommt es mit der Zeit zum Kalziummangel. Deshalb muss jede Topinamburdiät durch Kalzium ergänzt werden. Am besten sind Milcheiweiß bzw. Molkenprotein geeignet, jedoch können Vegetarier auf genetisch unverändertes Sojaprotein ausweichen. Es gibt solche Eiweißkonzentrate im Reformhandel bereits mit einer Proteinanreicherung von 90 %, wobei die Qualität von Milch- bzw. Molkeneiweiß bezüglich der essenziellen Aminosäuren erreicht wird.

Die Kalziumresorption wird durch Vitamin D gefördert. Deshalb müssen Diätprodukte mit Vitamin D versetzt werden. Weiterhin fördernd wirken Proteine, die Aminosäure Lysin, Zitronensäure und Milchzucker (Laktose). Während Kleinkinder über eine Kalzium-Resorptionsrate von 75 % verfügen, liegt diese beim Erwachse-

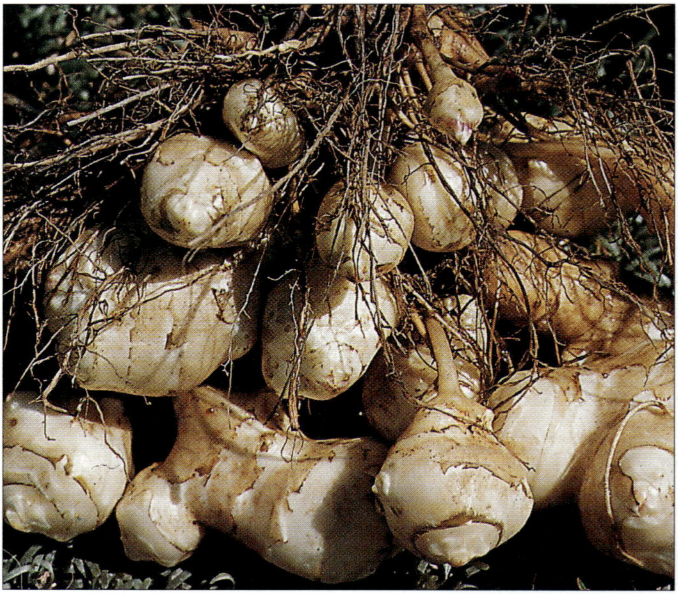

Eine Knolle, die es in sich hat: Die Topinambur ist reich an wertvollen Mineralien und Spurenelementen, aber arm an Kalorien – das ideale Nahrungsmittel zum Schlankwerden und -bleiben!

nen sehr viel niedriger, und zwar nur zwischen 20–40 % je nach Nahrungszusammensetzung. Besonders Kalzium bindend ist die Oxalsäure; es entsteht das Mineral Kalziumoxalat, welches nicht resorbiert wird. Das Phosphat reagiert unterschiedlich mit dem Kalzium; so ist z. B. Kalziumtriphosphat schwer resorbierbar.

Oxalsäurereiche Lebensmittel sind: Rhabarber, Spinat, Mangold, Rote Bete, Wal- und Erdnüsse, Kakao und Schokolade.

Der **Magnesium**bedarf von Frauen beträgt täglich 300 mg, derjenige von Männern 350 mg. Die Resorption von Magnesium wird durch fettreiche und kalziumreiche Nahrung, durch Alkoholkonsum und Mangel an Vitamin B_1 und B_6 gehemmt. Dem Magnesium kommt bei biochemischen Abläufen im Stoffwechsel als Enzymaktivator eine wichtige Bedeutung zu. Bei Mangel an diesem Mineralstoff treten Krämpfe auf – besonders im Sport kann Muskelkrämpfen durch Magnesiumgaben direkt begegnet werden. Fehlt Magnesium über längere Zeit, verkalken Blutgefäße, Nieren und Knorpel.

Der tägliche **Phosphor**bedarf liegt über 600 mg, wobei das aufgenommene Phosphat in einer mengenmäßigen Beziehung zum Kalzium steht. Das Verhältnis zwischen aufgenommenem Kalzium und aufgenommenem Phosphat soll 1,0 Teil (Kalzium) : 1,0–1,2 Teile (Phosphat) betragen. Es ist zu berücksichtigen, dass das aufgenommene Kalzium nicht gänzlich für den Aufbaustoffwechsel zur Verfügung steht, denn manche Speisen wie z. B. Spinat und Rhabarber enthalten Oxalsäure, die Kalzium zu Kalziumoxalat bindet. Daraus ist das Kalzium nicht mehr bioverfügbar. Ähnlich verhält es sich mit Tee, insbesondere mit dem gerbstoffreichen schwarzen Tee: Kalzium lagert sich an die Gerbstoffe an und passiert den Verdauungstrakt unverändert ohne größere Resorption. Als Begleitflüssigkeit für Topinambur-Diäten wird deshalb schwarzer Tee nicht empfohlen.

Wichtige Spurenelemente in der Topinambur

200 g Topinamburpulver enthalten:
6 g Kalium
2,66 g Phosphat
10 mg Natrium
230 mg Magnesium
350 mg Kalzium
130 mg Sulfat
40 mg Nitrat
21 mg Eisen
6 mg Zink
100 µg Selen
16 µg Kobalt

Es werden viele Krankheiten mit dem Fehlen von Spurenelementen in Verbindung gebracht. Spurenelemente sind entweder Bestandteile von Enzymen und Hormonen, oder ihr Vorkommen ist für den Stoffwechselablauf notwendig, also essenziell.

In der Topinamburknolle sind einige essenzielle Spurenelemente (z. B. Eisen, Kobalt und Selen) in Mengen vorhanden, die bei 200 g Topinamburpulver den Tagesbedarf decken. Im Topinambursaft, der zusätzlich mit Vitamin C versetzt wird, liegt das **Eisen** in besser resorbierbarer Form vor. Besonders Vegetarier sind oft mit Eisen unterversorgt, und zwar deshalb, weil sie über Getreide (besonders Roggen) Phytin aufnehmen und hier Phytin-Eisen-Komplexverbindungen entstehen, aus denen das Eisen selbst im sauren Milieu des Magensaftes nicht mehr freizusetzen ist.

Eisen wird besser verwertet, wenn der Topinambursaft Vitamin C enthält, z. B. in Form von Acerola- oder Zitronensaft.

Es ist bekannt, dass organische Säuren die Bioverfügbarkeit des Eisen erhöhen, so z. B. Zitronensäure, Apfelsäure, Essigsäure, Milchsäure und andere. Zur besseren Eisenresorption wird dem Topinambursaft bereits bei der Herstellung Zitronensäure (im Fall von Ökoprodukten auch als Natur-Zitronensaft aus unbehandelten Früchten) zugesetzt. Wer seinen Topinambursaft selbst herstellt und frisch zubereitet trinkt, kann anstelle von frisch gepresstem Zitronensaft alternativ Acerolasaft oder einen Schuss Apfelessig zum Ansäuern verwenden. Damit wird die Bioverfügbarkeit des Eisens erhöht.

Zink und **Chrom** sind essenzielle Mikroelemente für die Insulinwirkung. Defizite führen zu einer verringerten Glukoseverwertung. Während der Zinkbedarf mit 15 mg pro Tag bekannt ist, fehlen noch Angaben über den notwendigen Tagesbedarf an Chrom. Mit 200 g Topinamburpulver wird der Zinkbedarf zur Hälfte, der Tagesbedarf an **Kobalt** und **Selen** sogar vollständig gedeckt. Selen ist ein essenzielles Antioxidanz in Zusammenwirkung mit den Vitaminen A, C und E. Es fängt Ozon aus UV-Strahlungen ab, welches uns durch die Ozonlöcher der Atmosphäre als Folge von Umweltverschmutzungen schädigt. Um das Risiko von Krebs und Herz-Kreislauf-Erkrankungen einzuschränken, wird eine Anhebung der jetzt bei 50 µg Selen pro Tag liegenden durchschnittlichen Aufnahme durch die Kost auf 250 µg pro Tag empfohlen.

Wer viel Schweinefleisch isst, erhält darüber die notwendige Selenzufuhr, weil bis zu 500 mg Selen pro kg Futter zugesetzt werden dürfen. Der Grund für die Selenzugabe zum Schweinefutter ist, dass das Selen eine Anti-Stress-Wirkung hat. Selenhaltiges Schweinefutter wirkt also dem Stress, dem die Tiere während der Haltung und insbesondere vor der Schlachtung ausgesetzt sind, entgegen. Auch dem Hühnerfutter wird Selen aus dem gleichen Grund beigemischt, sodass nennenswerte Mengen sowohl im Hühnerfleisch als auch im Ei vorhanden sind.

Vegetarier erhalten beim Verzehr von Topinambur und Sojaprotein in Kombination, wie dies in unserer Topinambur-Diät im nächsten Kapitel ausführlicher beschrieben wird, eine vollständige Selen-Bedarfsdeckung. Wer braunen (unpolierten) Reis und dazu viel Meeresfisch isst, hat einen hohen Serum-Selenspiegel und ist gegen Nahrungs- und Umweltstress gefeit.

Vielen Mikroelementen werden Tumor hemmende Wirkungen zugesprochen. Ungarische Ärzte haben die Topinambur auf Grund ihres Magnesium-, Zink- und Selengehalts eingestuft als immunstärkend, antioxidativ und dem Krebs vorbeugend.

Die Selenzugabe zum Futter verbessert die Fleischqualität. Diese ist entscheidend von der Schlachtung und den danach ablaufenden Fleischreifungsprozessen abhängig. Gestresste Schweine verbrauchen das muskeleigene Glykogen schon vor der Schlachtung, weshalb die Fleischreifung, die maßgeblich von der Glykogenmenge abhängig ist, nur unvollständig ablaufen kann. Das Ergebnis: mangelhafte Fleischqualität.

Topinamburprodukte in den USA

Amerikanisches Topinamburpulver (Jerusalem Artichoke Flour) wird schon seit über 60 Jahren hergestellt und dient aufgrund seines niedrigen kalorischen Wertes (unter 1,5 kcal/g – nur aus Protein, ungesättigten Fettsäuren sowie geringen Mengen an Fruktose, Glukose und Saccharose stammend) als einzigartiges „Füllmaterial“ mit geringem Energiegehalt, welches in jeder Menge ohne Risiko für eine abführende Wirkung im Lebensmittelbereich eingesetzt werden kann.

Das Ministerium für Landwirtschaft der Vereinigten Staaten prüft und registriert Lebensmittel. In diesem Register verzeichnete Lebensmittel sind dadurch zugelassen. Im *United States Department of Agriculture (U.S.D.A.) Handbook 8 – Composition of Foods* ist Topinambur als natürliches Lebensmittel beschrieben und somit auch zugelassen.

In den USA und in Japan darf, anders als in der Bundesrepublik Deutschland, der Gesundheitswert von Lebensmitteln ausgelobt werden, wenn dieser hinreichend wissenschaftlich belegt ist. So werden in diesen Ländern u. a. folgende werbewirksame Argumente für Topinambur angeführt:

Clostridium perfringens verursacht u. a. Lebensmittelvergiftungen.

- Begrenzung des Wachstums unerwünschter *Clostridium-perfringens*-Bakterien und Salmonellen im Darm
- Cholesterinsenkung
- Blutdrucksenkung.

Das Topinamburpulver kann auf konventionellen und außergewöhnlichen Wegen in Lebensmitteln eingesetzt werden, um seinen Gesundheitswert auszunutzen:

- Zum Einstreuen in kalte und warme Getreideflocken-Gerichte, als köstliche Füllung oder in Honig eingerührt als Aufstrich für Toast.
- Das Pulver besitzt einen herrlichen nussartigen Geschmack, der mit Kakao oder Karob (Johannisbrot) vergleichbar ist. Es ist als bis zu 10%ige Beimischung zum Mehl für die Herstellung von Brot, Brötchen und Keksen einsetzbar.
- Man kann es mit kohlensäurehaltigen Getränken mischen, zum Abnehmen (Gewichtsreduktion) in beliebigen Speisen verwenden und nach persönlichem Geschmack aromatisieren.

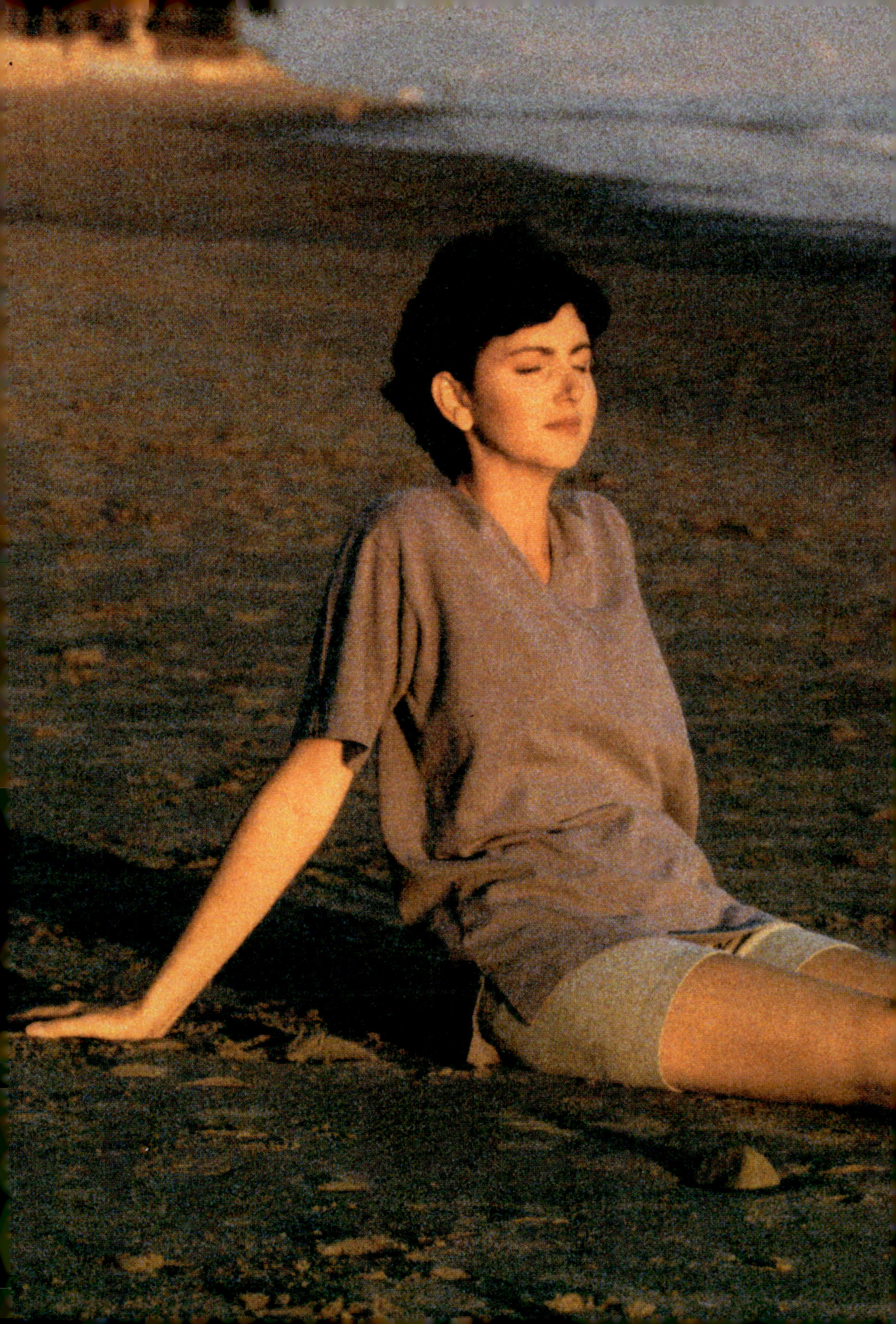

Mit Topinambur abnehmen, ohne zu leiden

In diesem Kapitel stellen wir Ihnen eine sehr wirksame und leicht durchführbare Sechs-Tage-Kur zum Abnehmen mit Topinambur vor. Sie können die schmackhaften und sättigenden Topinambur-Diäthappen selbst zubereiten oder fertig kaufen. Die Kur lässt sich bei Bedarf auch auf mehrere Wochen ausdehnen. Sie werden erstaunt sein, wenn Sie hinterher auf die Waage steigen!

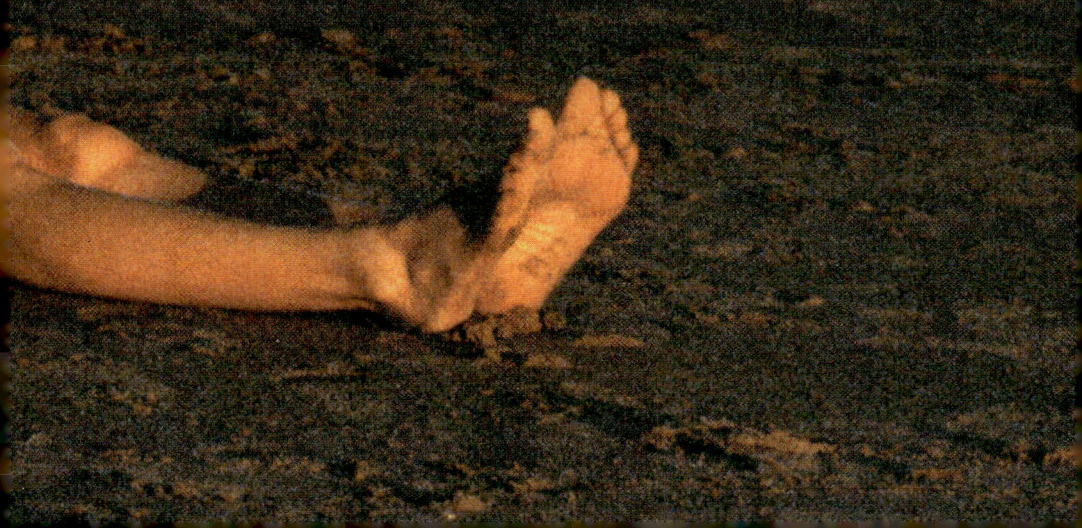

Nach Paracelsus sollen Lebensmittel zugleich Heilmittel sein. Nach der deutschen Rechtsauffassung werden aber die Heilmittel durch die Apotheken und die Lebensmittel durch den Handel vertrieben – eines schließt nach dieser Einteilung also das andere aus. Im Fall der Topinambur haben wir jedoch die essbare Pflanze und zugleich das aus ihr gewonnene Homöopathikum – die Forderung des Paracelsus erfüllt sich bei diesem Lebensmittel.

Die Topinambur ist Lebensmittel und Arzneipflanze zugleich.

Die Topinamburknolle ist ja ein Speicherorgan. Sie speichert Stoffe (überwiegend durch den Prozess der Assimilation entstandene Kohlenhydrate) in Form von Inulin. Sie nimmt aber auch durch die Wurzeln Makro- und Mikroelemente aus dem Erdreich auf und speichert diese, ähnlich der Ginseng-Wurzel, nur in einem kürzeren Zeitraum. Diese und andere Speicherstoffe in ihrer gesamten Zusammensetzung machen die Topinambur zu einem idealen Nahrungsmittel mit vorbeugender Heilwirkung.

Da die Topinambur dünnschalig und dabei sehr enzymreich ist, hat sie in frischem Zustand nur eine geringe Haltbarkeit. Deshalb ist sie vielfach vom Speisezettel verschwunden, weil man sie nur im Herbst direkt nach der Ernte oder – nach dem Überwintern im Boden – im Frühjahr erhält. Tiefgefroren oder als Konserve verliert sie ihre Frische. Deshalb wurden aus den Knollen haltbare andere Produkte entwickelt, beispielsweise Trockenpulver (Topinamburmehl) und Presssäfte. Aus Presssäften werden durch schonende Vakuumbehandlung auch eingedickte Sirupe (Topinambur-Konzentrate) hergestellt. Die wertvollen Inhaltsstoffe bleiben bei diesem Verfahren erhalten, sodass Topinambur heute das ganze Jahr über verfügbar ist. Der Anwendungsbereich wird da-

Die Kohlenhydrate, die die Topinamburpflanze durch den Prozess der Assimilation herstellt, und die Mineralstoffe und Spurenelemente, die sie aus dem Boden aufnimmt, speichert sie in ihren Knollen.

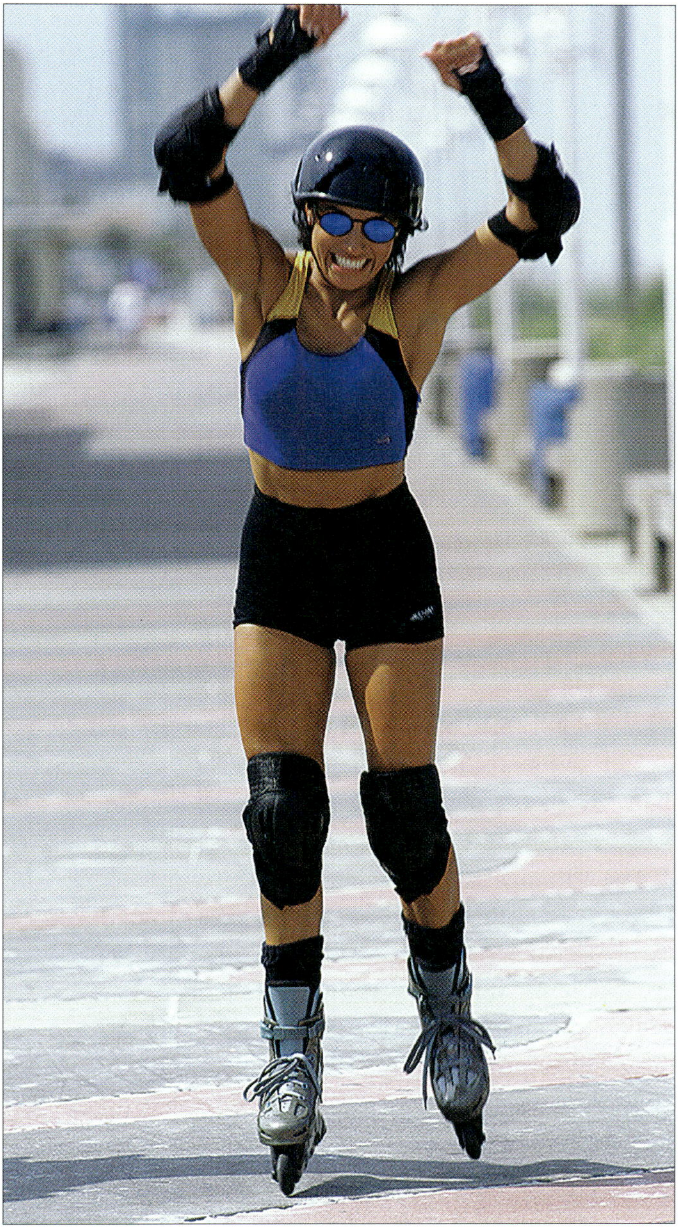

Wer regelmäßig Sport treibt – beispielsweise Laufen, Schwimmen oder Radfahren –, reduziert sein Körpergewicht und senkt dadurch auch seinen Blutdruck.

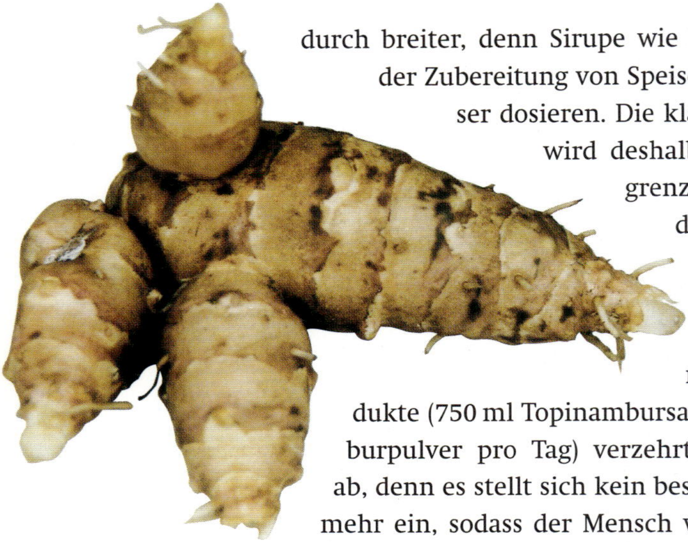

durch breiter, denn Sirupe wie Pulver lassen sich bei der Zubereitung von Speisen und Getränken besser dosieren. Die klassische frische Knolle wird deshalb heute nur noch begrenzt in der Küche verwendet.

Wer täglich 1 kg frische Topinamburknollen oder die daraus gefertigten Produkte (750 ml Topinambursaft oder 200 g Topinamburpulver pro Tag) verzehrt, nimmt automatisch ab, denn es stellt sich kein besonderes Hungergefühl mehr ein, sodass der Mensch weniger isst und seine Energiezufuhr reduziert.

Was man beim „Abspecken" mit Topinambur beachten sollte

Die Blähungen, die zu Beginn der Einnahme von Topinamburprodukten auftreten können, sind nur vorübergehend. Dagegen helfen Fenchel, Anis, Wermut und Baldrian.

Wer noch niemals Topinambur verzehrt hat, muss sich an seine „fremden" Eigenschaften erst gewöhnen: Es kann in der ersten Zeit zu Blähungen (Flatulenz) kommen, weil sich die Darmbakterien auf das neuartige Ballaststoffangebot einstellen müssen, und auch der Geschmack ist für den Verbraucher zunächst unerwartet.

Inzwischen hat man aber das Aromabindevermögen in der Topinambur weiter untersucht und bei den Topinamburprodukten entsprechende natürliche Aromatisierungen vorgenommen, die den reinen, erdigen, an Artischocken erinnernden Geruch und Geschmack ergänzen oder überdecken und das Produkt bei gleicher Basiszusammensetzung in vielfältiger Form erscheinen lassen. So kann der Verbraucher Topinambur in den verschiedensten Geschmacksrichtungen kurmäßig anwenden, ohne dass es ihm langweilig wird.

Körpergewicht, Blutdruck und Pulsfrequenz werden am besten morgens auf nüchternen Magen gemessen.

Wenn ein Mensch sich zu einer Schlankheitskur entschlossen hat – und zwar von der Überlegung zum Vorsatz und schließlich auch zur tatsächlichen Ausführung –, sollte er seinen Hausarzt aufsuchen und ihm dies mitteilen. Der Arzt wird dann z. B. Blutdruck und Puls messen. Der schlankheitskurwillige Mensch sollte sich vom Arzt in die Praxis der Blutdruck- und Pulsmessung einführen lassen und parallel zum Arzt auch selbst seinen Puls und Blutdruck messen. Abweichungen bzw. falsche Handhabung des Geräts werden dadurch minimiert.

Der Arzt sollte dem Patienten das für Selbstmessungen am einfachsten zu handhabende Gerät empfehlen. Dieser sollte dann ein Notitzbüchlein anlegen, um – neben der Kontrolle des Körpergewichts – auch die positiven Veränderungen von Blutdruck und Puls nach täglichem Messen festzuhalten. Grundsätzlich sollte man sich bei einer konsequent und ohne zu leiden durchgeführten Reduktion des Übergewichts vom Arzt auch einen Normwert für Blutdruck und Pulsfrequenz (Pulsschläge pro Minute) angeben lassen.

Normalerweise wird der Blutdruck auf einer Karteikarte oder in einem Krankenblatt z. B. folgendermaßen angegeben: „RR 130/90 mmHg“. RR bedeutet „Blutdruckwerte nach Riva-Rocci“; die Abkürzung mmHg steht für „Millimeter Quecksilbersäule“.

Zum Blutdruckmessen dient ein Apparat nach Riva-Rocci, bei dem mit Gummimanschette und Quecksilbermanometer gemessen wird, oder – für die moderne Messung – ein Druckmesser mit Ultraschall- oder Oszillograph-Prinzip. Gemessen werden der untere (diastolische) und der obere (systolische) Wert; angegeben wird der Blutdruck in Millimeter Quecksilbersäule (mmHg).

Aus der Tabelle „Welcher Blutdruck ist normal?“ geht hervor, welche Blutdruckwerte (in Abhängigkeit vom Alter) normal sind. Der Blutdruck von Vegetariern liegt

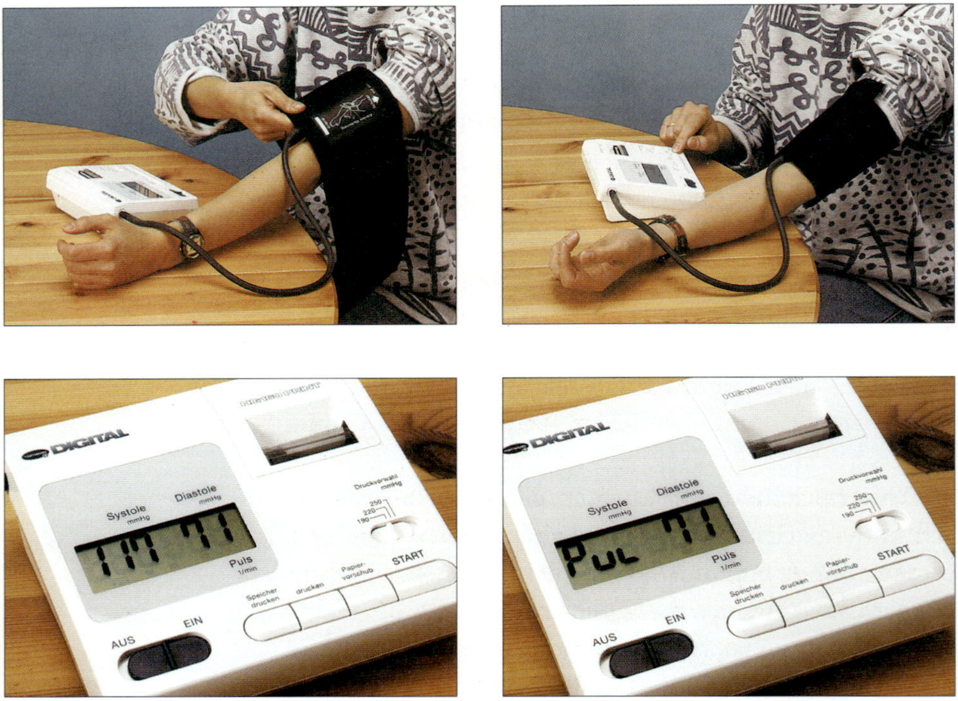

Bei den modernen Blutdruckmessgeräten legt man nur noch die Manschette um den Oberarm und startet den Messvorgang. Auf dem Display werden die Blutdruckwerte und die Pulsfrequenz angezeigt.

meist etwas unter diesen Werten. Der Puls ist die Druckwelle im Blutkreislauf, die gefühlt oder mit den Blutdruckmessgeräten gezählt wird. Der Puls wird an einer Arterie gemessen, zumeist zusammen mit dem Blutdruck automatisch am Oberarm oder über der Handwurzel. Frauen haben eine mittlere Pulszahl von 75 Schlägen, Männer zwischen 62 und 70 Schlägen pro Minute im Ruhezustand. Es ist bekannt, dass mit der körperlichen Belastung, z. B. durch Intensivsport, die Pulszahl ansteigt. Das Fitness-Programm einer körperlichen Belastung durch Sport, bei der der Puls bis auf 120 Schläge pro Minute ansteigt, sollte gerade für den Übergewichtigen Teil der Schlankheitskur sein. Diese Pulszahl muss aber vorsichtig antrainiert werden. Wem es gelingt, die Pulszahl von 120 über 20 Minuten im Sport zu halten, der sorgt für Energieumsatz und kräftigt sein Herz. Eine Anhebung der Pulsfrequenz auf 130 im Sport ist für Bluthochdruckgefährdete schädlich.

Während der Gewichtsreduktionsdiät sollten Blutdruck und Puls regelmäßig kontrolliert werden.

Wenn der Blutdruck zu hoch ist ...

Es gibt viele Gründe für zu hohen Blutdruck. Von der Ernährungsseite her kann einem zu hohen Blutdruck durch eine gemüsereiche Kost mit reichlich Kalium entgegengesteuert werden. Topinambur passt ideal auf den Speisezettel von Menschen mit zu hohem Blutdruck. Bei Bluthochdruck (Hypertonie) ist besonders die falsche Ernährung in eine den Normaldruck begünstigende Kost zu überführen: Begrenzung der Natriumzufuhr (kochsalzarme Ernährung) und Normalisierung des Körpergewichts bei Übergewichtigen (Adipositas).

Wir haben gesehen, dass in den USA die Topinambur offiziell als blutdrucksenkendes Lebensmittel bezeichnet wird und dass es kochsalzfreie Topinamburprodukte auf dem Markt gibt. In der EU ist die gesundheitsbezogene Werbung in Bezug auf Lebensmittel nicht gestattet. Es gibt jedoch eine geltende Regelung für diätetische Lebensmittel, die für eine natriumarme Ernährung be-

Welcher Blutdruck ist normal?

Im Alter von 10–30 Jahren:	110/75
Im Alter von 30–40 Jahren:	125/85
Im Alter von 40–60 Jahren:	140/90
Im Alter von über 60 Jahren:	150/90

Die richtige Ernährung ist bei Bluthochdruck sehr wichtig!

stimmt sind. Die Diätverordnung sieht in § 13 zwei Formen von Diätlebensmitteln vor, denen kein Kochsalz zugesetzt werden darf und deren natürlicher Natriumgehalt sehr gering ist: streng natriumarme Lebensmittel bis 40 mg Na/100 g und natriumarme Lebensmittel bis 120 mg Na/100 g. Weiterhin dürfen Getränke nur bis zu 20 mg Na/l enthalten, um als natriumarm deklariert zu werden.

Topinambur wird kochsalzfrei, mindestens aber stark kochsalzreduziert, verarbeitet (siehe Rezeptteil) und enthält selbst nahezu kein Kochsalz; sie ist streng natriumarm.

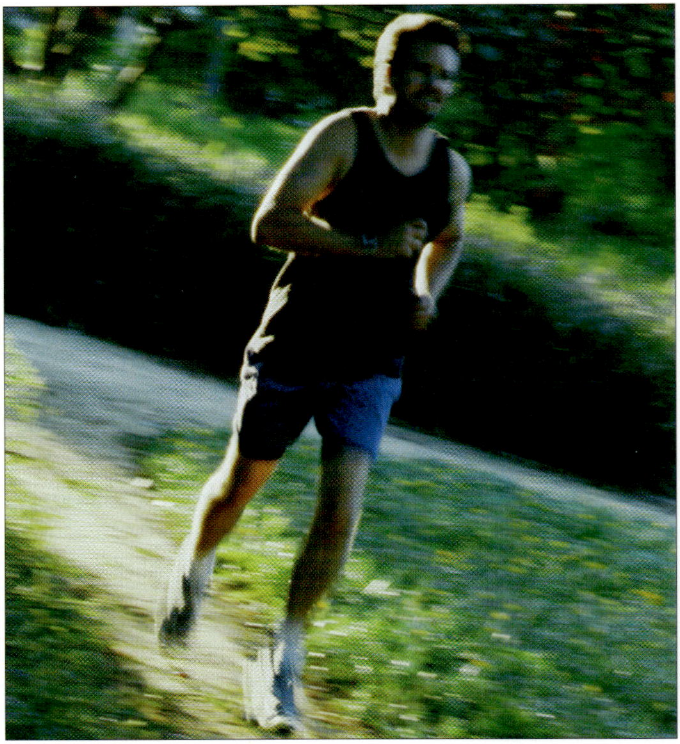

Auch regelmäßige körperliche Betätigung ist wichtig, um den Blutdruck zu normalisieren. Aber Vorsicht: kein Hochleistungssport! Ausdauersportarten sind am geeignetsten. Fragen Sie Ihren Arzt, welcher Sport für Sie richtig ist, und überfordern Sie sich nicht.

Damit eine Diät erfolgreich durchgeführt werden kann, sollten nach Möglichkeit auch Stressfaktoren ausgeschaltet werden.

Bei Bluthochdruck ist die wichtigste Maßnahme die richtige Diät. Mit entsprechenden Rezepten und dem nötigen Wissen ist diese besondere Ernährung schmackhaft und leicht durchzuführen. Geduld ist nötig und das Vermeiden von Stress. Gewaltmaßnahmen sind unbedingt zu vermeiden, um den Erfolg zu sichern. Wenn der Blutdruck sich zum Normalwert hin stabilisiert, sollte die Natrium- bzw. Kochsalzzufuhr wieder etwas angehoben werden. Die Deutsche Gesellschaft für Ernährung empfiehlt eine mäßig natriumarme Kost mit maximal 5 g Kochsalz entsprechend 2 g Natrium/Tag für den gesunden Erwachsenen.

Zur Normalisierung des Blutdrucks gehört unbedingt Bewegung durch Sport – auch, um Gewicht zu verlieren. Wer sein Körpergewicht durch Laufen, Radfahren, Schwimmen oder Skilanglauf und Diät beispielsweise um 10 kg reduziert, senkt dadurch den Blutdruck um 30/20 mmHg, so z. B. einen Hochdruck von 170/110 auf 140/90 mmHg. Außerdem kommt man – besonders beim Laufen – ins Schwitzen, wodurch Salz ausgeschieden wird. Auch das ist ein positiver Effekt.

Wann ist beim Verzehr von Topinambur-Produkten Vorsicht geboten?

Es gibt Menschen mit gesundheitlichen Störungen unbekannter Ursache, die Fruktose in größeren Mengen nicht vertragen. Das dabei auftretende Symptom ist: unklare Beschwerden im Dickdarm beim bakteriellen Abbau von Inulin, Oligofruktan sowie von im Dünndarm nur spärlich absorbierbarer Fruktose, die sich als Gase im Dünn- und Dickdarm (Blähungen) und Durchfallerscheinungen zeigen. Es muss unterschieden werden, ob die

Inulin-Ballaststoffe oder nur die Fruktose an der Entstehung der Beschwerden beteiligt sind. Wenn in der Nahrung Inulin und Oligofruktane weggelassen werden und die Darmbeschwerden bleiben, wenn nur noch Fruktose als Süßungsmittel verzehrt wird, dann handelt es sich um eine Fruktose-Unverträglichkeit (Fruktose-Intoleranz).

Besserung tritt ein, wenn neben der Fruktose zusätzlich Glukose in Lebensmitteln vorhanden ist. Bei Topinambur ist dies der Fall, sodass die Verträglichkeit von Fruktose im natürlichen Lebensmittel sehr groß ist, anders als bei industriell gefertigten Diät- und Diabetikerprodukten, die mit einem Zusatz von reiner Fruktose hergestellt werden.

Es gibt eine weitere physiologische Störung: die erbliche Fruktose-Intoleranz, die auf einem angeborenen Defekt eines Enzyms (Aldolase B) beruht. Dadurch reichert sich Fruktose-1-Phosphat in Darmwand, Leber und Nieren an. Dieser genetischer Defekt ist aber sehr selten – in der Schweiz kommt auf 20 000 Einwohner lediglich ein Fall. Welche Symptome treten bei dieser Erkrankung auf? Sehr starkes Absinken des Blutzuckers unter den Schwellenwert von 40 mg/100 ml (2,22 Millimol/l) mit Verhaltensauffälligkeiten bis zum Schockzustand und Koma. Bei angeborener Fruktose-Intoleranz sollte auf Topinambursaftkonzentrat und daraus hergestellte Produkte verzichtet werden. Es ist zu prüfen, ob gekochte Topinamburgerichte vertragen werden, da ein Teil des Inulins besonders beim Kochen unter Druck (Schnellkochtopf) in Fruktose überführt wird. Roh genossene Topinambur enthält so wenig freie Fruktose, dass keine Komplikationen zu erwarten sind.

Soweit bisher bekannt, löst der Verzehr von Topinambur weder Allergien noch Migräne aus.

Allergische Reaktionen sind beim Verzehr von Topinambur nicht zu befürchten. Bislang ist kein einziger

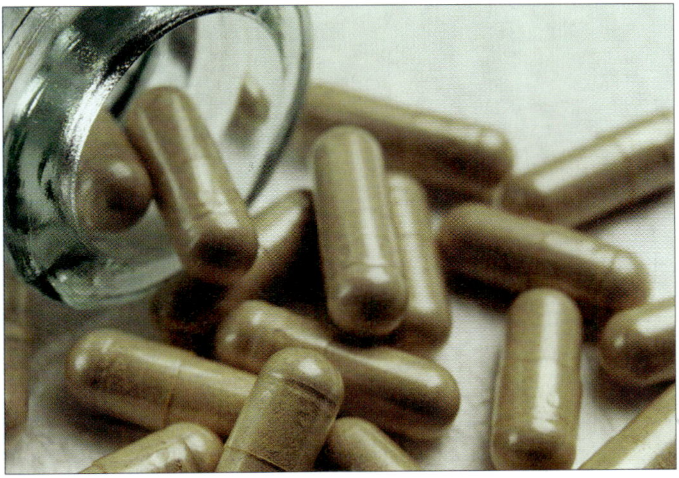

Appetitzügler sind wegen ihrer unkalkulierbaren Wirkung mit Vorsicht zu genießen.

Fall einer allergischen Reaktion durch Topinambur bekannt.

Bekanntlich können manche Lebensmittel Migräne auslösen, z. B. Hafer, Rindfleisch, Weizen, Käse, Kuhmilch, Ei, Fisch und Zitrusfrüchte (Orangen), jedoch nur bei täglich wiederholtem Verzehr. Topinambur gehört nicht zu den Migräne auslösenden Nahrungsmitteln. Wer auf Kuhmilch allergisch reagiert, sollte sicherheitshalber eine Topinambur-Soja-Diät bevorzugen.

Vorsicht Appetitzügler: dicke Versprechen – magere Erfolge

Von einer Selbstmedikation mit Appetitzüglern ist abzuraten! Wenn Sie sehr stark übergewichtig sind und das Gefühl haben, es durch eine Diät und Ernährungsumstellung allein nicht zu schaffen, holen Sie sich professionellen Rat bei Ihrem Arzt oder wenden Sie sich an die Deutsche Gesellschaft für Ernährung (DGE).

Die Adresse der Deutschen Gesellschaft für Ernährung (DGE) finden Sie im Anhang.

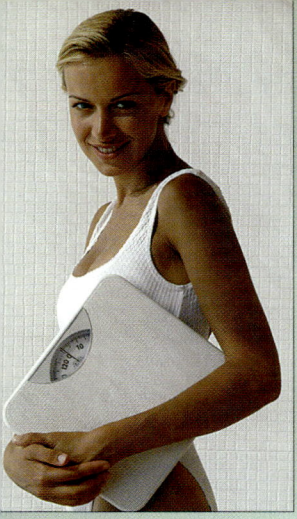

Abnehmen mit Topinambur: das Sechs-Tage-Programm

Bevor eine „Abspeck-Kur" mit Topinambur begonnen wird, muss man sich fragen, in welcher Form diese ablaufen soll. Vielleicht reicht eine Saftkur mit Topinambursaftgetränken als Zwischenmahlzeit aus. Andere möchten eventuell nur ein Hungergefühl zwischen den Mahlzeiten unterdrücken oder bekämpfen, sodass sie über Wochen hinweg homöopathische Helianthus-tuberosus-Tropfen in Wasser einnehmen. Wieder andere kommen mit dem homöopathischen Präparat nicht zurecht und bevorzugen deshalb Kautabletten, Kaubonbons oder Toffies als Mahlzeit dazwischen. Alle diese Maßnahmen tragen langfristig dazu bei, abzunehmen und sich gesund zu fühlen, wenn zu der natürlichen Kalorienreduktion Bewegung und Sport bei Verzicht auf Rauchen sowie mäßigem Alkoholkonsum hinzukommen.

Vor einer Gewichtsreduktionsdiät sollte man sich von seinem Arzt untersuchen lassen und ihn fragen, ob man fasten darf.

Wer intensiver abnehmen und verschiedene gesundheitliche Beeinträchtigungen wie zu hohe Cholesterinwerte, Bluthochdruck, Adipositas oder Stuhlprobleme infolge Ballaststoffmangels in kürzerer Zeit und mit messsowie sichtbarem Ergebnis beheben möchte, sollte sich vor der Topinambur-Intensivkur von seinem Arzt durchchecken lassen und ihn fragen, ob er überhaupt fasten darf. Außerdem bedarf das Fasten einer Vorbereitungsphase – nicht nur psychisch, sondern auch körperlich.

Die richtige Vorbereitung: Entlastungstage und gründliche Darmreinigung

Vor der eigentlichen Diät sollten Sie einen bis zwei Entlastungstage einlegen, an denen Sie nur Obst essen und Wasser und Kräuiter- oder Früchtetee trinken. Am Tag darauf ist eine gründliche Darmentleerung notwendig. Dafür lösen Sie 40 g gereinigtes Glaubersalz (in der Apotheke erhältlich) in etwa $^3/_4$ l lauwarmem Wasser auf, das mit etwas Zitronensaft schmackhafter gemacht werden kann. Für alle, die Glaubersalz nicht vertragen oder nicht mögen, bietet sich als Alternative ein Klistier an.

Der Körper sollte durch Abführen auf das Fasten vorbereitet werden.

Am besten bleiben Sie während dieses ersten Fastentages zu Hause in der Nähe der Toilette, da die mehrfachen durchfallartigen Darmentleerungen über mehrere Stunden anhalten können! Eine Tasse heißer Pfefferminztee beruhigt Magen und Darm nach der Prozedur und tut Ihnen gut. Eine Wärmflasche und Ruhe tragen ebenfalls zur allgemeinen Entspannung bei.

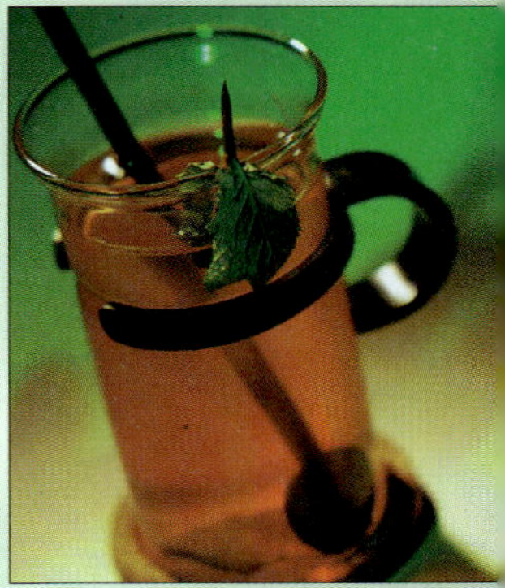

Es ist sehr wichtig, dass Sie diese Darmreinigung sorgfältig durchführen. Lassen Sie sich von Ihrem Arzt, in der Apotheke oder in einem guten Reformhaus beraten! Wenn Sie zum ersten Mal fasten, also noch keine Erfahrung damit haben, empfiehlt es sich, vorher ein Buch übers Fasten zu lesen, damit Sie nichts falsch machen.

Und so wird es gemacht

Das Programm wird entweder mit einer selbst zubereiteten Topinamburspeise mit Zusatz von Eiweiß, Fett, Vitaminen und Mineralstoffen sowie verschiedenen Gewürzen (der geschmacklichen Vielfalt wegen) oder mit einer genau kalorisch berechneten Mischung dieser Stoffe aus dem Handel durchgeführt.

Die Klosterbäckerei zu Bodman am Bodensee stellt für ein Sechs-Tage-Programm zur Gewichtsreduktion (oder auch als Zwischenmahlzeiten für den kleinen Hunger zwischendurch) mundgerechte „Topinambur Energie-

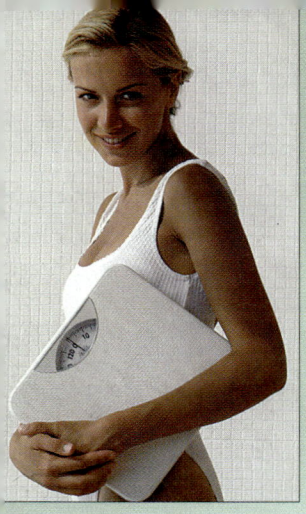

Diätkugeln“ in verschiedenen Geschmacksrichtungen (zum Teil nach Rezepturen der heiligen Hildegard) her. Wer keine Zeit oder Lust hat, sich seine Topinamburspeise selbst zuzubereiten, für den ist das die ideale Alternative – und schmackhaft sind die Kugeln noch obendrein. In dieser Form lässt sich die Topinamburdiät auch für Berufstätige leicht durchführen: Man verspeist die Kugeln einfach zwischendurch oder in der Pause, wobei drei bis vier Diätkugeln einer Mahlzeit entsprechen.

Bedingung dabei ist eine ausreichende Flüssigkeitszufuhr, weil Topinambur wie auch Eiweißstoffe im Magen und im Darmtrakt quellen müssen. Pro Energie-Diätkugel sollten 200 bis 250 ml Wasser getrunken werden, und auch zwischendurch empfiehlt sich reichliche Flüssigkeitszufuhr. Die tägliche Flüssigkeitsmenge ist auf 2,5 bis 3 l ausgerichtet.

Wichtig: Trinken Sie während der Kur täglich 2 1/2–3 l Mineralwasser oder Früchte- und Kräutertees!

Empfohlene Getränke sind Leitungswasser, dünne Aufgüsse von grünem Tee, Kräuter- oder Früchtetee – alles ohne Zucker – und natriumarme Mineralwässer. Auch mit Kalzium und Vitaminen angereicherte Diätgetränke sind sinnvoll.

Wichtig: Führen Sie ein „Diät-Tagebuch“!

Die während der Fastenwoche gemachten Erfahrungen sind unbedingt zu protokollieren. Das Protokoll sollte pro Fastentag die Zahl der Mahlzeiten und die Uhrzeit des Essens, die täglich aufgenommene Flüssigkeitsmenge und -art, den Stuhlgang, die Urinmenge (beides geschätzt), das Körpergewicht (morgens nüchtern ermittelt), den oberen und unteren Blutdruckwert (bei Bluthochdruck wichtig!) sowie die Pulsfrequenz enthalten. Auch für die Beschreibung des allgemeinen Befindens

Für die Gewichtskontrolle ist eine geeichte Waage mit 0,1-kg-Anzeige am besten geeignet.

Topinambur-Energie-Diätkugeln nach Rezepturen der Hildegard von Bingen

Es gibt die Kugeln in vier verschiedenen Geschmacksrichtungen:

- **„Für die Dame"**
Energiekugel nach Überlieferung der heiligen Hildegard. Ummantelung: Kakaopulver; Aromen: Galgant, Muskat, Zimt, Peperoni, Nelke, Kubebenpfeffer

- **„Für den Herrn – Sesam öffne dich"**
Ummantelung: geröstete Sesamkröner; Aromen: Sellerie, Petersilie, Ingwer, Kubebenpfeffer, Ginseng

- **„Energie-Diätkugel Mocca"**
Natürlicher Kaffee-Auszug; koffeinhaltiges Produkt. Ummantelung: Carob.

- **„Energie-Diätkugel Rum"**
Ummantelung: Chufas (Erdmandelflocken); Aroma: natürliches/naturidentisches Rumaroma ohne Alkohol.

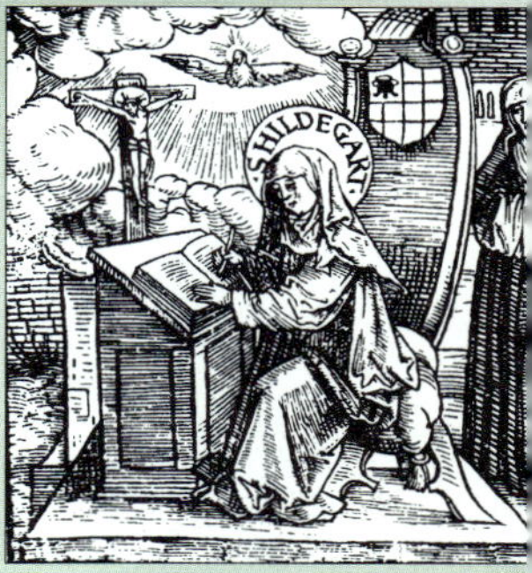

Hildegard von Bingen

Die Energie-Diätkugeln können bei der Klosterbäckerei zu Bodman auch bestellt werden. (Adresse und Telefonnummer finden Sie im Anhang.)

(Hungergefühl, Appetit, Verträglichkeit) und sonstige als wichtig empfundene Anmerkungen zur Fastenkur ist jeweils eine Spalte vorgesehen.

Für Ihr Tagebuch können Sie den Vordruck in diesem Buch verwenden, den Sie nur zu kopieren brauchen.

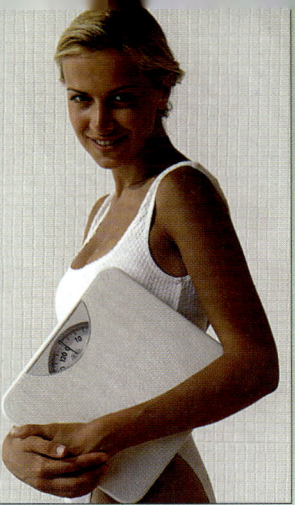

Fastenprotokoll
Für 6 Tage vom ..... bis zum .....

	1. Tag	2. Tag	3. Tag
Mahlzeiten: *1. um...... Uhr* *2. um...... Uhr* *3. um...... Uhr* *4. um...... Uhr* *5. um...... Uhr*			
Flüssigkeit (Tagesmenge, Art)			
Stuhlgang			
Urin			
Körpergewicht (kg)			
Blutdruck (mmHg)			
Pulsfrequenz/ Minute			
Wohlbefinden			
Hungergefühl			
Appetit			
Verträglichkeit			
Anmerkung			

	4. Tag	5. Tag	6. Tag

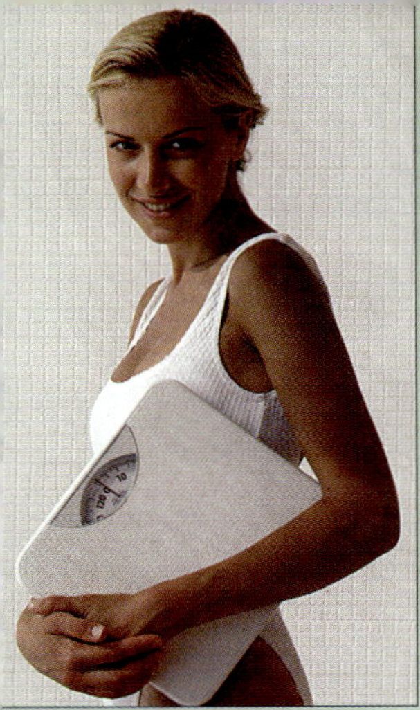

So wird das Topinambur-Fastendiät-Lebensmittel hergestellt

Die hier beschriebenen Produkte verstehen sich für die in § 14a und § 21a der geltenden Diätverordnung (Geltungsbereich: Europäische Gemeinschaft) festgelegte Form der Zusammensetzung einer Tagesration hinsichtlich der Brennwerte für Eiweiß und Fett und des Anteils an ungesättigten Fettsäuren, Ballaststoffen, Vitaminen und Mineralstoffen. Der Ballaststoffgehalt soll mindestens 10 und höchstens 30 g pro Tag betragen. Für die Eiweißversorgung können Sojaprotein oder Milcheiweiß aus Magerquark, Magermilch- und Molkepulver eingesetzt werden.

Der Anteil an tierischem Eiweiß soll nach der Diätverordnung überwiegen. Pflanzeneiweiß muss dem tierischen Eiweiß biologisch gleichwertig sein, was bei Sojaeiweiß der Fall ist bzw. durch die Dosierung ausgeglichen wird.

Alle Zutaten für das Fastendiät-Lebensmittel sind im Handel erhältlich – entweder in Naturkostgeschäften bzw. Reformhäusern oder bei der Topina Diät-Rohstoff GmbH, Handelsvertretung Dieter Rost (Adresse siehe Anhang). Eine Tagesration setzt sich folgendermaßen zusammen:

Sämtliche Zutaten für diese Diät sind bei der Topina Diät-Rohstoff GmbH (Handelsvertretung) erhältlich (Adresse siehe Anhang).

- 45 g Topinamburpulver
- 100 g Topinambursirup (= halbverzuckertes Konzentrat) (Topinambursirup gibt es von der Firma Bakanasan)
- 75 g Sojaprotein-Isolat (bei 90%igem Proteingehalt – sonst eine entsprechend größere Menge verwenden). Das Sojaprotein kann durch

200 g Magerquark und 80 g Magermilchpulver oder durch 150 g Magermilchpulver und 50 g Molkenpulver ersetzt werden.
- 20 g Kakaobutter
- 20 g Milchzucker (Laktose)

Wenn anstelle von Sojaprotein Magermilch- bzw. Molkenpulver verwendet wird, sollte der Gehalt an Milchzucker (Laktose) pro Tagesration 20 g betragen; höhere Gehalte an Milchzucker sind entsprechend vom Topinambursirup abzuziehen. Mehr als 50 g Milchzucker sollten in der Tagesration vermieden werden. Wenn ausschließlich Sojaprotein-Isolat für die Diät eingesetzt wird, ist bei Verzicht auf Milchzucker die Menge an Topinambursirup auf 120 g zu erhöhen.

Der Brennwert einer Tagesration liegt – je nach der genauen Zusammensetzung der Fastenspeise – zwischen 800 und 1000 kcal.

Wer im Garten selbst Topinambur anbaut, kann anstelle von 45 g Topinamburpulver auch frische Topinambur verwenden. Es sind dann 250 g frische Knollen unter fließendem Wasser zu waschen, wobei aus den Verzweigungen bei spindelförmigen Knollen sorgfältig die anhaftende Erde herauszubürsten ist.

Topinambur sollte bei Rohverzehr mit der Schale geraspelt oder püriert werden. Stücke und Püree bleiben hell und frisch, wenn sie sofort mit Zitronensaft beträufelt werden: Die enzymatische Bräunungsreaktion der phenolischen Substanzen bei Zutritt von Luftsauerstoff wird dadurch eingeschränkt. Einmal bleiben dadurch die Flavonoide biologisch aktiv, zum anderen ist die hellere Farbe der Topinambur ästhetischer.

Leider sind nicht alle Topinambur-Knollen makellos rund oder oval, dass sie sich gut in der Küche verarbeiten lassen; dies ist von Sorte zu Sorte (und oft auch innerhalb einer Sorte) verschieden. Bei spindelförmigen Knollen muss die Erde sorgfältig aus den Verzweigungen herausgebürstet werden.

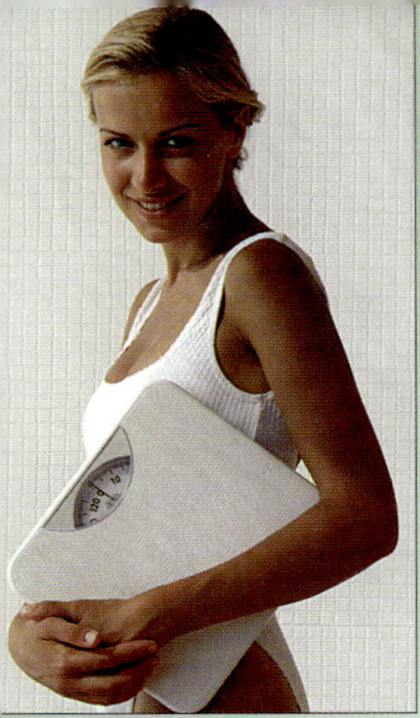

Zubereitung der Grundmasse

Man gibt zunächst die pulverförmigen Zutaten in eine Rührschüssel:

- Topinamburpulver (Mehl)
- Sojaprotein oder Magermilch- und Molkenpulver
- sowie gegebenenfalls den Milchzucker.

Darüber wird nun die Kakaobutter gehobelt und die Masse mit Knethaken vermischt. Dazu lässt man den Topinambursirup eintropfen, welcher die Masse bindet.

Wenn frische Knollen zur Verfügung stehen, wird die mit Zitronensaft vorbehandelte Masse am Schluss untergemischt; das Pulver wird dann weggelassen.

Da eine Topinamburdiät sich über sechs Tage erstrecken soll, ist gleich die gesamte Menge anzusetzen.

Um Ihre Diät geschmacklich abwechslungsreich zu gestalten, sollten Sie jede Tagesration mit einem anderen Aroma versehen.

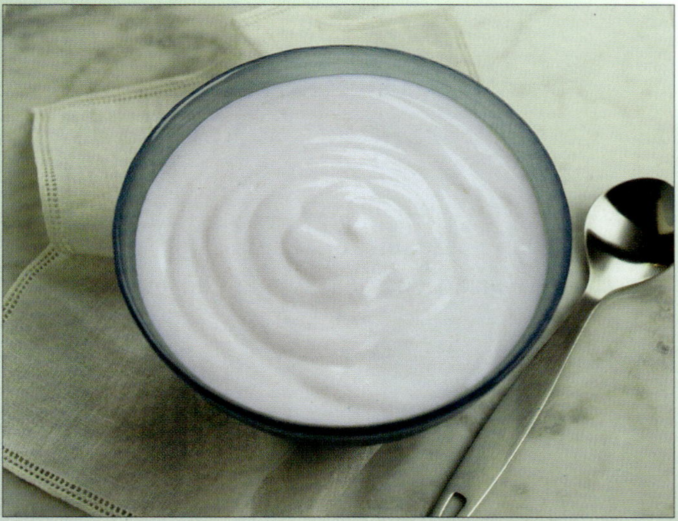

Um seinem Körper essenzielle ungesättigte Fettsäuren zuzuführen, kann man die Masse auch noch mit ein paar Tropfen eines pflanzlichen Öls mit einem hohen Anteil an mehrfach ungesättigten Fettsäuren (z. B. Traubenkernöl, Distelöl, Sonnenblumenöl oder Sanddorn-Kernöl) anreichern. Aber: Vorsicht bei der Dosierung der Ölmenge! (Öl ist sehr kalorienreich.)

Zum Schluss wird die Grundmasse in sechs Teile portioniert.

Das Aromatisieren

Es ist günstiger, den Gesamtbedarf für die ganze Sechs-Tage-Kur vorzubereiten und dann zu unterteilen, weil pro Mahlzeit ja schließlich eine besondere Geschmacksrichtung vorzusehen ist – wenn tagaus, tagein immer alles gleich schmeckt, wird die Kur zu langweilig. Der Mensch benötigt unterschiedliche Geschmackssensationen. Diese kann er nach seinem Belieben auswählen, und zwar unter ganz verschiedenen und individuellen Gesichtspunkten.

Man kann die Diätspeise beispielsweise mit den von der heiligen Hildegard von Bingen überlieferten Kräutern und Gewürzen aromatisieren und die Kräuter nach der ihnen zugeschriebenen medizinischen Wirkung auswählen – z. B. Kubebenpfeffer, Galgant, Quendel, Wacholder, Zimt, Muskat, Nelken, Petersilie und andere Gartenkräuter, gegebenenfalls mit dem Wiegemesser zerkleinert oder (bei getrockneten Zutaten) zu Pulver zermörsert.

Beliebte Aromen, die sich gut mit Topinambur vertragen, sind u. a. löslicher Kaffee, Rumaroma, Kakaopulver, Erdmandel (Chufa), Chili, Peperoni, Ingwer und Sellerie.

Abgesehen von dieser historischen, aber gerade heute wieder ganz aktuellen Naturmedizin, die auf Erfahrungen und Beobachtungen der Äbtissin beruht, gibt es

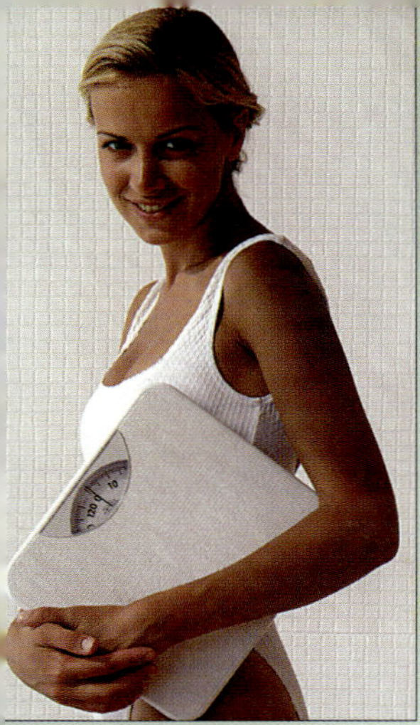

selbstverständlich noch ganz andere Möglichkeiten einer natürlichen Aromatisierung – z. B. das Zusetzen von Fruchtauszügen. Werden Obstarten eingesetzt, so sollten Saftkonzentrate verwendet werden. Achtung: Diabetiker müssen dann die Broteinheiten nachrechnen, weil deren Zahl sich dadurch erhöht.

Günstig ist in jedem Fall der Einsatz von Mark, z. B. Tomatenmark, Mangomark oder Bananenmark, weil solche Produkte im Handel erhältlich und einfach zu handhaben sind.

Ganz verwegene Topinambur-Fastende gönnen sich auch einmal als kleine Sünde ohne Reue: Anchovis in Salzlake oder Kapern, Knoblauchpulver, Tabasco, Sambal Olek oder gar Gingsengwurzel. Letztere schmeckt relativ erdig-muffig, verleiht aber Energie.

Nach dem Aromatisieren wird die für den Tagesbedarf angesetzte Menge – je nach Anzahl der beabsichtigen Mahlzeiten – in 3–5 Portionen aufgeteilt und zu flachen oder kugeligen, mundgerechten Happen geformt. Jede Mahlzeit wird separat in Küchenfolie luftdicht verpackt. Die Mahlzeiten sind im Kühlschrank aufzubewahren. Bei Verzehr außerhalb der Wohnung muss man darauf achten, dass die Happen der mitgenommenen Mahlzeit nicht in der Folienverpackung festkleben. Gegen Kleben in der Verpackung hilft das Wälzen der Mahlzeit-Happen in Karob (Johannisbrotmehl)!

Ginseng kann in die Mitte des auszuformenden Happens eingebracht und das fertige Fastenlebensmittel außen mit einer dünnen Kakaoschicht überzogen werden.

Zusätzlich zu den Topinambur-Happen sollten Sie während der Kur nach Möglichkeit ein Multivitamin-Präparat einnehmen. Der Vitaminbedarf kann aber auch durch die im Handel erhältlichen Multivitamin-Mehrfruchtsaftgetränke gedeckt werden. Für Sportler werden Vitamin-Mineralstoff-Konzentrate in Trinkfläschchen angeboten.

Und wie geht es nach der Fastenkur weiter?

Um eine nachhaltige Gewichtsreduktion zu erreichen, kann, Wohlbefinden vorausgesetzt, die Kur bis auf einen Monat ausgedehnt werden. Bevor Sie sich zu einer längeren Topinambur-Kur über mehrere Wochen entschließen, sollten Sie aber mit Ihrem Hausarzt sprechen.

Bei Ende der Fastenkur und Akzeptanz kann man dazu übergehen, jeweils an zwei Tagen pro Woche topinamburhaltige Getränke, Salate und Mahlzeiten zu sich zu nehmen. Es kann aber auch eine Tageskur in fünf Teilmahlzeiten vorgesehen werden, die an einem oder zwei Tagen pro Woche stattfindet. Die üblichen Mahlzeiten entfallen dann.

Wenn Sie Ihre Topinambur-Kur über mehrere Wochen ausdehnen möchten, fragen Sie vorher Ihren Hausarzt um Rat – und vergessen Sie nicht, Ihr Multivitamin-Präparat weiterzunehmen!

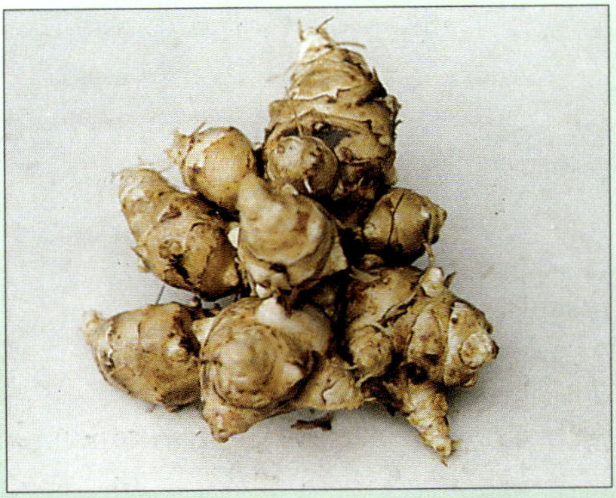

Die Diabetiker-Knolle

Das in der Topinambur enthaltene Inulin und die Oligofruktane sind insulinunabhängig. Außerdem enthält Topinambur auch noch geringe Anteile an verwertbaren niedermolekularen Kohlenhydraten: Fruktose, Glukose und Saccharose. Diese geringen Mengen werden im Stoffwechsel als Energielieferanten benötigt und gelangen als Glukose – der Zucker im Blut – zu Gehirn und Muskeln.

Man könnte Topinambur als „natürlichen Appetithemmer" bezeichnen.

Für die Senkung des Blutzuckerspiegels ist ein Hormon verantwortlich, das in den Langerhans-Inseln der Bauchspeicheldrüse gebildet wird – das Insulin. Vereinfacht ausgedrückt wird beim Gesunden Insulin abgerufen, wenn im Blut ein bestimmter Glukosespiegel aus den mit der Nahrung zugeführten Kohlenhydraten erreicht ist. Andererseits wird kein Insulinbedarf angemeldet, wenn die Kohlenhydrate des Speisebreis Inulin und Oligofruktane bzw. Fruktose sind. Das ist auch der Grund, weshalb Fruktose das Süßungsmittel für Diabetiker dar-

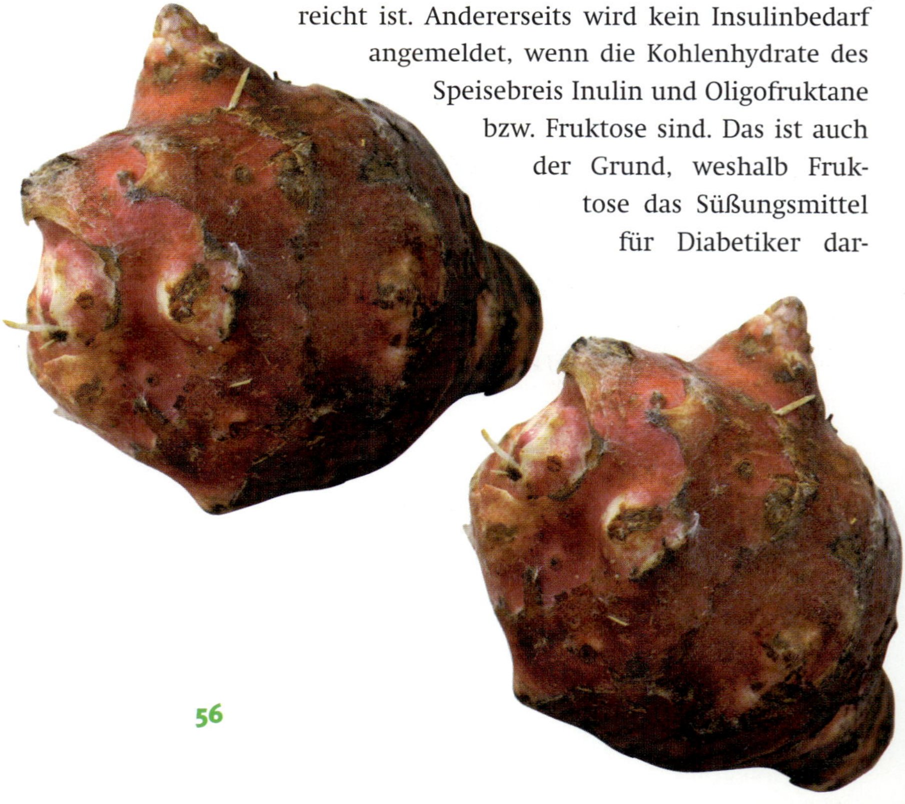

stellt. Allerdings sollte der Mensch nicht unbegrenzt Fruktose konsumieren. Ein Übermaß an Fruktose kann im menschlichen Organismus auch so im Stoffwechsel umgelenkt werden, dass sich die Fettsäuresynthese steigert oder – bei Störungen im Phosphatstoffwechsel – sich auf längere Sicht Purine ansammeln, was zur Gicht führt.

Diese Mängel, die bei der Zufuhr reiner Fruktose auftreten können, bestehen beim Verzehr von Topinambur nicht. Einmal ist der Gehalt an freier Fruktose ja nur gering, andererseits werden mit Topinambur natürliche Phosphatverbindungen aufgenommen, sodass eine positive Phosphatbilanz entsteht.

Warum wird durch Topinambur das Hungergefühl gedämpft?

Dadurch, dass die Fruktose insulinunabhängig verstoffwechselt wird, beeinflusst wahrscheinlich ein regulatorischer Effekt – „Sättigung erreicht" – das Hungergefühl auch psychisch. Bei Topinambur kommt hinzu, dass in der Knolle die Aminosäure Tryptophan enthalten ist. Diese Aminosäure ist der Vorläufer des Serotonins, welches die Eigenschaft besitzt, den Appetit spontan zu hemmen. Diese Regulierung läuft im Hungerzentrum (auch als „Esszentrum" bezeichnet) ab, das im Zwischenhirn (Hypothalamus) lokalisiert ist.

Folgeerkrankungen eines Diabetes mellitus können sein: Schädigung der Blutgefäße in Herz und Hirn mit den möglichen Folgen eines Herzinfarkts oder Hirnschlags; außerdem Augen- und Nervenschäden, schlechte Durchblutung der Gefäße der unteren Extremitäten (bis zur Fußamputation) und Nierenerkrankungen.

Diabetiker für Topinambur!

Beim Diabetes mellitus unterscheidet man zwei Typen:

- Typ I = insulinabhängiger Diabetes
- Typ II = nicht insulinabhängiger Diabetes

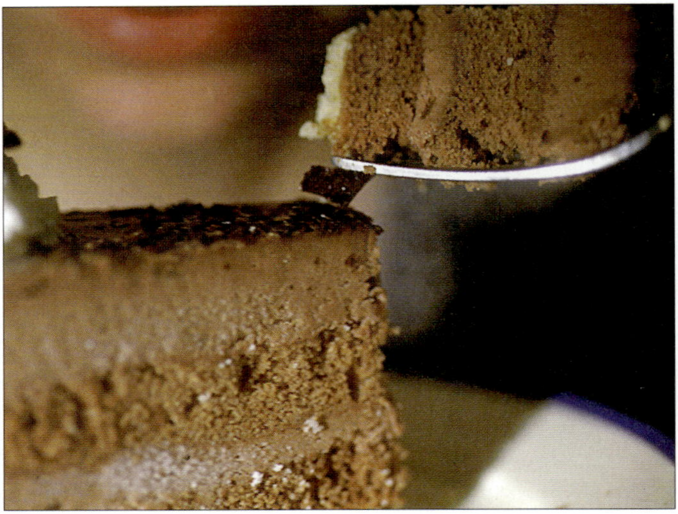

Die wichtigste Therapiemaßnahme für übergewichtige Diabetiker ist die Gewichtsreduktion, verbunden mit einer Ernährungsumstellung. Hier kann eine Diät mit vielen Topinamburgerichten einen wertvollen Beitrag leisten.

Beim juvenilen oder Typ-I-Diabetes handelt es sich um eine Autoimmunerkrankung, bei der das körpereigene Abwehrsystem – oft schon in der Kindheit – die Insulin produzierenden Zellen der Bauchspeicheldrüse zerstört. Dieser Typ bedarf einer lebenslangen Insulinzufuhr. Er kommt insbesondere bei Kindern und Jugendlichen vor, aber auch jüngere Frauen (bis zu 35 Jahren) sind betroffen. Diese Krankheit hat mehrere Ursachen, unter anderem spezifische Antigen-Antikörper-Reaktionen im Pankreasbereich; auch eine genetisch bedingte Anfälligkeit für Viren, welche die Insulinbildung verhindern, wird als mögliche Ursache diskutiert. Die Patienten müssen zeitlebens Ersatzinsulin spritzen.

Beim Typ-II-Diabetes besteht eine Insulinresistenz, d. h., die Körperzellen reagieren nicht mehr empfindlich genug auf das in der Bauchspeicheldrüse gebildete Insulin. Es wird zunächst mehr Insulin ausgeschüttet, bis die Betazellen der Bauchspeicheldrüse erschöpft sind – da-

Die wichtigsten Ernährungsregeln für übergewichtige Typ-II-Diabetiker ohne Insulinbehandlung

Die moderne Diabetes-Diät beinhaltet die Prinzipien einer vollwertigen Ernährung und ist eine schmackhafte Dauerkost. Für die Praxis heißt das:

- Eine kalorisch eher knappe Ernährung mit wenig Fett, aber viel Gemüse, Rohkost und ballaststoffreichen Sattmachern!
- Die täglich zugeführte Energiemenge sollte auf mehrere (3–6) Mahlzeiten pro Tag verteilt werden.
- Statt sich unnötig mit Kohlenhydrat-Tabellen herumzuärgern, wird empfohlen, bei der Auswahl von Lebensmitteln auf den Fettgehalt zu achten.
- Durch eine Gewichtsreduktion – am besten durch eine fettarme, vegetarisch ausgerichtete Ernährung mit viel Gemüse – verbessert sich der Blutzucker bzw. die gesamte Stoffwechsellage!

Um Blutzuckerspitzen zu vermeiden, sollten übergewichtige Diabetiker vom Typ II B mehrere kleinere Mahlzeiten über den Tag verteilt zu sich nehmen.

durch bricht die Insulinproduktion schließlich zusammen. Der Typ-II-Diabetes tritt erst im Erwachsenenalter, meist über 40 Jahren, auf. Hier wird noch unterteilt in:

Einer medizinischen Studie zufolge senkt Topinambursirup auch den Harnsäurespiegel und ist daher bei Gicht und Nierensteinen zu empfehlen.

- Typ II A = Diabetiker mit normalem Gewicht
- Typ II B = Diabetiker mit Übergewicht (Adipositas).

In der Erkenntnis über die Ursachen der am häufigsten auftretenden Diabetes-mellitus-Erkrankungen des Typs II in Mitteleuropa und in den USA dominieren die Essgewohnheiten – genauer gesagt: die Überernährung. Die übergewichtigen Typ-II-B-Patienten müssen über den Tag verteilt mehrere kleine Mahlzeiten zu sich nehmen, damit das noch vom Körper produzierte Insulin optimal verwertet wird. So können Blutzuckerschwankungen bzw. Blutzuckerspitzen vermieden werden. Für die Diabetes-Diät sind Topinamburknollen deshalb so gut geeignet, weil sie kaum einen Blutzuckeranstieg auslösen.

Süßen mit voll verzuckertem Topinambursirup

In Ungarn wurden Patienten mit hohem arteriosklerotischem Risiko, insbesondere Übergewichtige und Diabetiker (oft beides zusammen) mit voll verzuckertem Topinambursirup als alleinigem kalorienhaltigem Süßungsmittel in bilanzierter Diät über zwei Jahre klinisch versorgt. Das Ärztekollegium berichtet von positiven Ergebnissen hinsichtlich Gewichtsreduktion bei den Übergewichtigen und auch bei den übergewichtigen Zuckerkranken vom Typ II B. Der Stoffwechselzustand hatte sich während der zweijährigen Beobachtungszeit allgemein verbessert. Aus ihren Studien folgern die Ärzte, dass Topinambursirup in der Diät der Diabetiker verwendet werden kann. In weiteren Untersuchungen mit Topinamburpulver kam der Chefarzt Dr. med. I. Angeli, der Leiter dieses Ärztekollegiums, zur gleichen positiven Aussage.

Voll verzuckerter Topinambursirup ist bei der Topina Diät-Rohstoff GmbH (Handelsvertretung) erhältlich (Adresse siehe Anhang).

Ganz eindeutig hatte sich durch Topinambursirup auch der Harnsäurespiegel im Blut vermindert. Die ungarischen Kliniker meinen deshalb, dass Topinambursirup in der Diät auch bei Gicht, Nierensteinen und Nierenerkrankungen angebracht ist.

Eine Ausnahme stellt der Patiententyp „übergewichtiger Diabetiker Typ II B“ mit gleichzeitiger Hypertriglyzeridämie (zu hohem Triglyzeridspiegel) dar. Hier wurde in der Langzeitanwendung festgestellt, dass der voll verzuckerte Topinambursirup als alleiniges Süßungsmittel zu einer kohlenhydratinduzierten Zunahme der Triglyzeride führen kann. Bei diesen Patienten ist eine Kontrolle der Triglyzeride im Serum also angeraten. (Dies bezieht sich nicht auf Topinambursaft und Topinamburpulver, sondern lediglich auf den Sirup.)

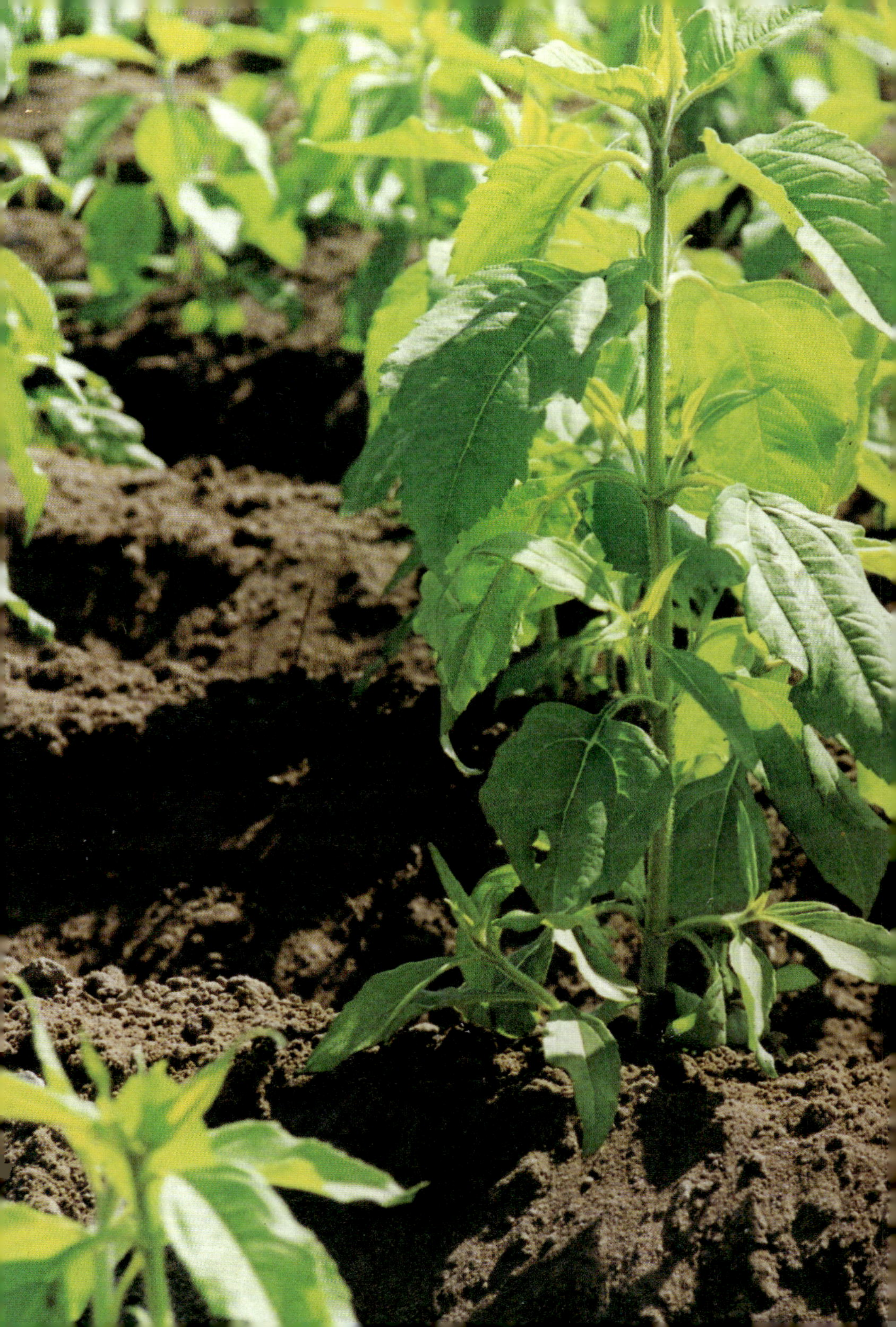

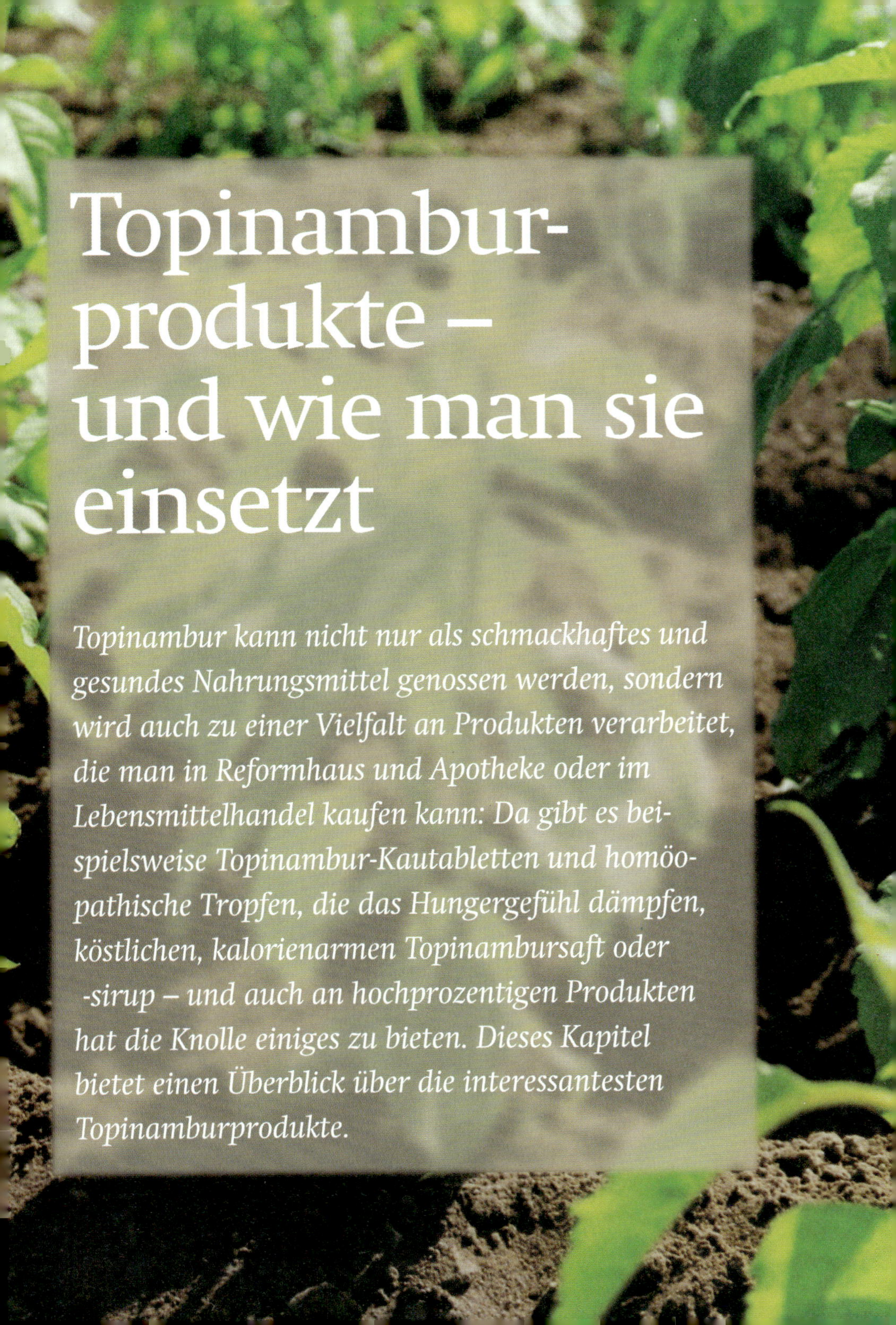

Topinambur-produkte – und wie man sie einsetzt

Topinambur kann nicht nur als schmackhaftes und gesundes Nahrungsmittel genossen werden, sondern wird auch zu einer Vielfalt an Produkten verarbeitet, die man in Reformhaus und Apotheke oder im Lebensmittelhandel kaufen kann: Da gibt es beispielsweise Topinambur-Kautabletten und homöopathische Tropfen, die das Hungergefühl dämpfen, köstlichen, kalorienarmen Topinambursaft oder -sirup – und auch an hochprozentigen Produkten hat die Knolle einiges zu bieten. Dieses Kapitel bietet einen Überblick über die interessantesten Topinamburprodukte.

Topinamburprodukte finden sich im Handel nicht nur in Apotheken, Drogerien und Reformhäusern, sondern auch zunehmend im Lebensmittelfachgeschäft. Aus dem Angebot sollte unterschieden werden zwischen Produkten, die das Sättigungsgefühl verstärken, solchen, die Mikronährstoffe enthalten, anderen, welche die Darmtätigkeit anregen, und solchen, die eine Ballaststoffwirkung haben. In alkoholischen Zubereitungen finden wir Kräuterauszüge, die den Gallenfluss begünstigen und der Verdauung allgemein zuträglich sind.

Topinambursaft, Topinambursirup – und was man daraus alles machen kann

Wichtig ist, dass die Topinamburknolle direkt nach der Ernte schonend zu Presssaft bzw. Pulver verarbeitet wird. Unter schonend versteht man: ungekocht (nur blanchiert); unter Luftausschluss gepresst und eventuell zu Sirup konzentriert; unpasteurisiert, weil mittels Molekularfiltration die eingebrachten Mikroorganismen und ihre Sporen ohne Hitzeeinwirkung entfernt werden können.

Natürlich können hier nicht alle derzeit auf dem Markt befindlichen Produkte aufgezählt werden; die Liste muss zwangsläufig unvollständig bleiben. Als reine Topinamburerzeugnisse finden wir im Reformhaus und in Gesundkost-Regalen des Lebensmittelhandels den Topinambursaft, der auch kurmäßig angewandt werden kann. Der Saft ist teilweise mit reinem Zitronensaft angesäuert und wird mit und ohne Vitamin-C-Zusatz angeboten. Manche Topinambursäfte sind mit einer Spur Ingwerauszug versetzt und erhalten dadurch eine unaufdringliche, aber pikante Geschmacksnote.

Zu Sirup eingedickter Saft besitzt den Vorzug, dass der Wasseranteil geringer und die angebrochene Verpackung länger haltbar ist als eine angebrochene Saftflasche. Sirupe dienen auf Grund ihres hohen Sättigungseffekts bei nur wenig Kalorien zur Reduktion der allgemeinen Nahrungsaufnahme. Durch den Inulingehalt wirken sie verdauungsfördernd und anregend auf die

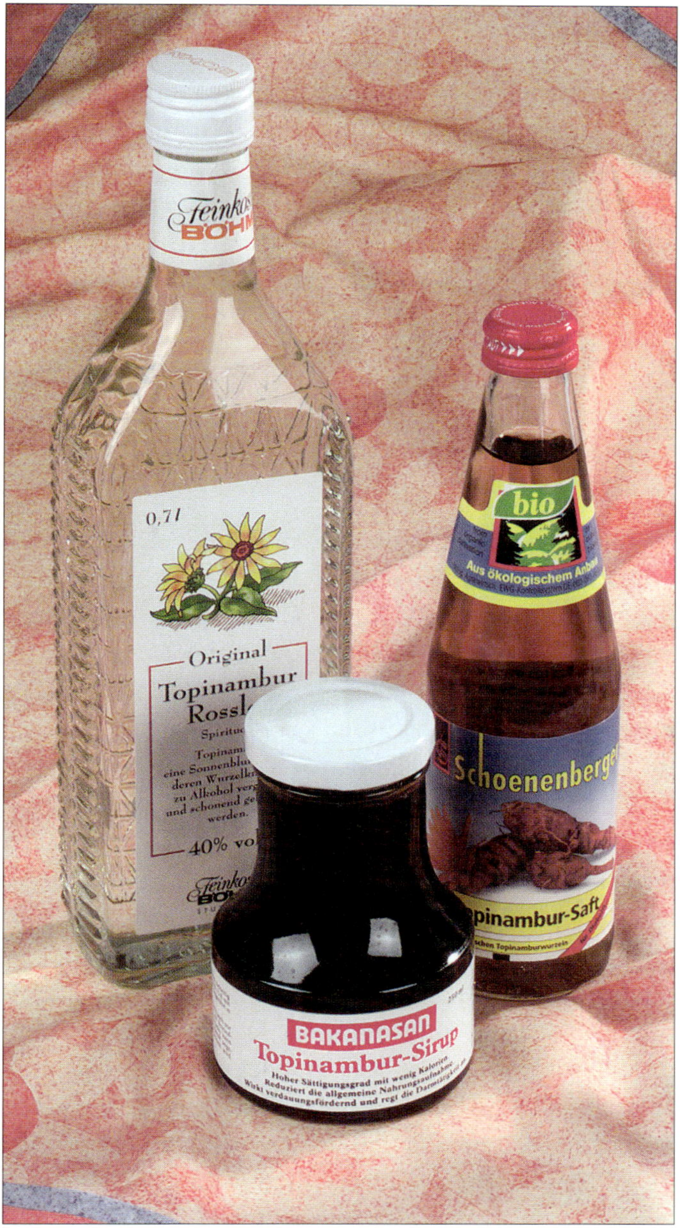

Aus der leckeren Knolle lässt sich vieles herstellen: Saft, Sirup und Hochprozentiges, der berühmte Topinambur-Schnaps.

Ein ganz besonderer Tipp: Gebratenes Fleisch oder gebratener Fisch lässt sich hervorragend mit Topinambursaft glasieren.

Darmtätigkeit. Topinambursirupe kann man in Naturjoghurt, Quark und Süßspeisen einrühren und anstelle von Honig oder Ahornsirup auf das Frühstücksbrötchen streichen. Eine Mischung mit Mineralwasser im Verhältnis 1 : 6 ergibt mit ein paar Spritzern Zitrone ein vorzügliches Mixgetränk, das den Topinambursaft vollständig ersetzen kann. Außerdem wird der Sirup in der Vollwertküche gern eingesetzt, wenn beim Backen ohne Zucker gesüßt werden soll oder wenn Diabetikergebäck hergestellt wird.

So stellen Sie Ihre eigene Topinamburkonfitüre her

Topinambursirup kann durch Gelatine oder Agar-Agar verfestigt werden. So sind Topizetten – mit Gelatine zu Kaubonbons verfestigte Topinambursirupe – schon lange im Handel (überwiegend in Apotheken als Graminose Topizetten Topinambur-Kaubonbons). Topizetten sind als abgepackte Ware gut für unterwegs geeignet, um das Hungergefühl zu reduzieren.

Eine geringere Verfestigung bis zu einer Art Konfitüre erreicht man auch im Haushalt unter Zusatz von etwa 3 % Agar-Agar zum Sirup. In einem Topf oder in der Mikrowelle wird der Sirup mit dem Agar-Agar zweimal bis zum Aufschäumen gebracht und das Gefäß danach verschlossen und abgekühlt. Durch Variation des Agar-Agar-Gehaltes lässt sich die Konsistenz der Topinamburkonfitüre, die es übrigens noch nicht im Handel gibt, wunschgemäß abwandeln. So erhält man eine Konfitüre, die keinen Zucker enthält und aus 97 % Topinambur (+ 3 % Agar-Agar) besteht. Diese Zubereitungsart kann zu diversen Fruchtmarmeladen abgewandelt werden: z. B. durch Zu-

Beim Zubereiten von Konfitüre oder Fruchtaufstrich in der Mikrowelle muss man ein ausreichend hohes Gefäß verwenden, weil durch den Eiweißanteil der Topinambur die Mischung kurz kräftig aufschäumt.

satz von Erdbeeren, Kirschen, Blaubeeren, Johannisbeeren, Stachelbeeren, Pflaumen usw. Die Früchte werden nach dem Säubern und gegebenenfalls Entkernen in Stücke geschnitten und zusammen mit dem Topinambursirup und der Gelatine oder dem Agar-Agar durch Aufkochen oder in der Mikrowelle verfestigt. Der hohe Topinamburanteil wirkt auch hier gegen das ausgeprägte Hungergefühl – man genießt einen selbst zubereiteten Fruchtaufstrich ohne Zucker und mit allen Vorteilen der Vollwertigkeit von Topinambur.

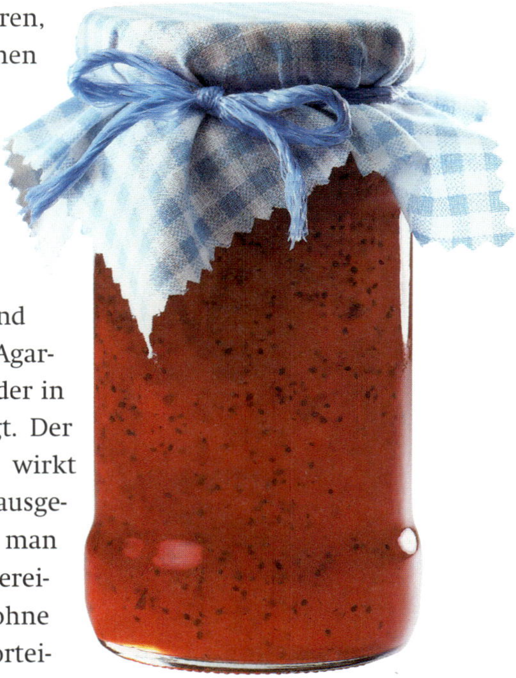

Topinambur-Kautabletten

Topinamburpulver ist zumeist unter Zusatz von Frucht- oder Gemüsefasern, eventuell auch noch Vitamin C, Fruchtaromen sowie den für das Pressen von Tabletten üblichen Trenn- und Hilfsstoffen als Kautablette erhältlich, die über Apotheken und Reformhäuser vertrieben wird. Wenn auf die Anregung der Darmtätigkeit besonderer Wert gelegt wird, erfolgt in der Regel eine hohe Dosierung von Milchzucker (Laktose) zum Topinamburpulver.

Für die Herstellung von Topinamburpulver wird ein temperaturgeführtes Vakuum-Trocknungsverfahren bei nur mäßiger Erwärmung des Trockengutes angewandt.

Aus der Homöopathie ist bekannt, dass das Hungergefühl durch ein D1-Präparat von Helianthus tuberosus (das ist die homöopathische Verdünnung von Topinambur-Knollenextrakten in Alkohol) gedämpft wird.

In Mischungen mit Säften – z. B. Orange, schwarze Johannisbeere, Sanddorn, Sauerkirsche, Mehrfruchtmischungen oder Gemüsesäften wie Tomate oder Sellerie – kann sowohl Topinamburpulver als fühl- und kaubarer, fester Ballaststoff als auch Topinambursirup eingesetzt werden. Hierfür gibt es sehr viele Beispiele. So ist ein interessanter Frühstückssaft von Naturkind (Tengelmann) mit einer Mischung aus Frucht und Gemüse im Handel: Topinamburkonzentrat (= Topinambursirup), Karottensaft, Apfelsaft, Sanddornmark, Aprikosenmark, Bananenmark, Zitronensaft und Ascorbinsäure Vitamin C).

Homöopathische Arzneien und hochprozentige Genüsse

Aus den Knollen der Topinambur wird ein frei verkäufliches homöopathisches Mittel zur Bekämpfung des Hungergefühls hergestellt: „Helianthus tuberosus"-Tropfen (Firma Infirmarius Rovit). Die Originaltropfen enthalten rund 50 % Alkohol. Das Präparat ist schon seit vielen Jahren auf dem Markt.

Reiner Edelbranntwein wird aus den vergorenen Maischen der Topinamburknolle seit mehr als 100 Jahren als Edelbranntwein, überwiegend im süddeutschen Raum, hergestellt und ist als Verdauungsschnaps sehr geschätzt: „Topinambur – eine badische Spezialität" oder „Topi-Wildackerschnaps", mit Alkoholgehalten zwischen 40 und 45 %. Eine andere Art der Zubereitung verdauungsfördernder Kräuterschnäpse ist beispielsweise der „Original Badener Topi-Kräuter" aus einer Mischung verschiedener Heilpflanzen, die den Gallen- und Harnfluss günstig beeinflussen, unter Verwendung von Topinambur-

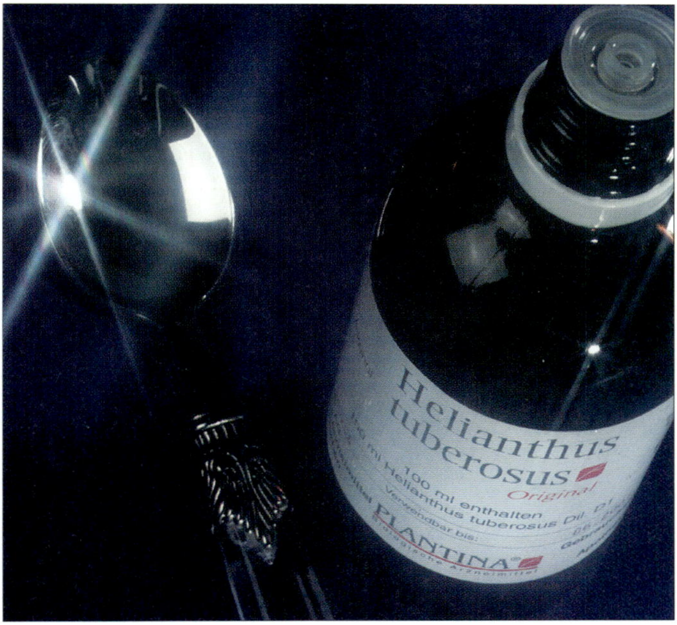

Zur Appetitreduzierung gibt es die „Helianthus tuberosus"-Tropfen, die im Handel erhältlich sind.

destillat und Topinambursaft. Der Schnaps erhält durch den Topinambursaft eine natürliche Süße und wird daher ohne Verwendung von Zucker hergestellt.

Sowohl in Schweden („Schwedenkräuter") als auch in den Niederlanden („Van Zuylekom's Bitterkruiden", Amsterdam) werden getrocknete Bitterkräutermischungen zum Selbstansetzen von Bitterschnaps angeboten. Diese können die Grundlage von selbst angesetzten Bitterschnäpsen auf Topinamburbasis sein, indem die Kräutermischung mit Topinambur-Edelbranntwein und 10 % Topinambursirup (oder je nach Geschmack) versetzt wird. Der Fantasie sind hier keine Grenzen gesetzt.

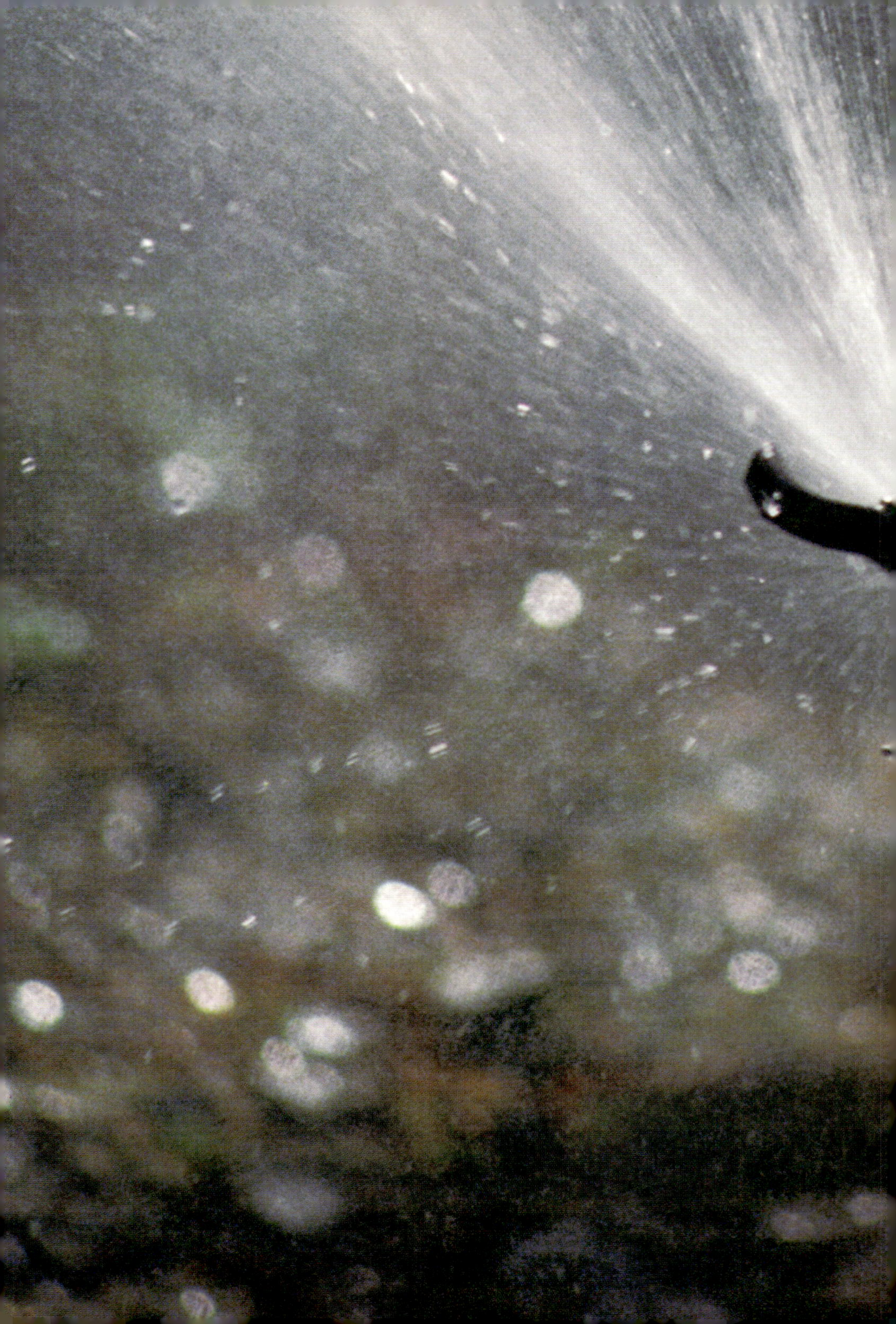

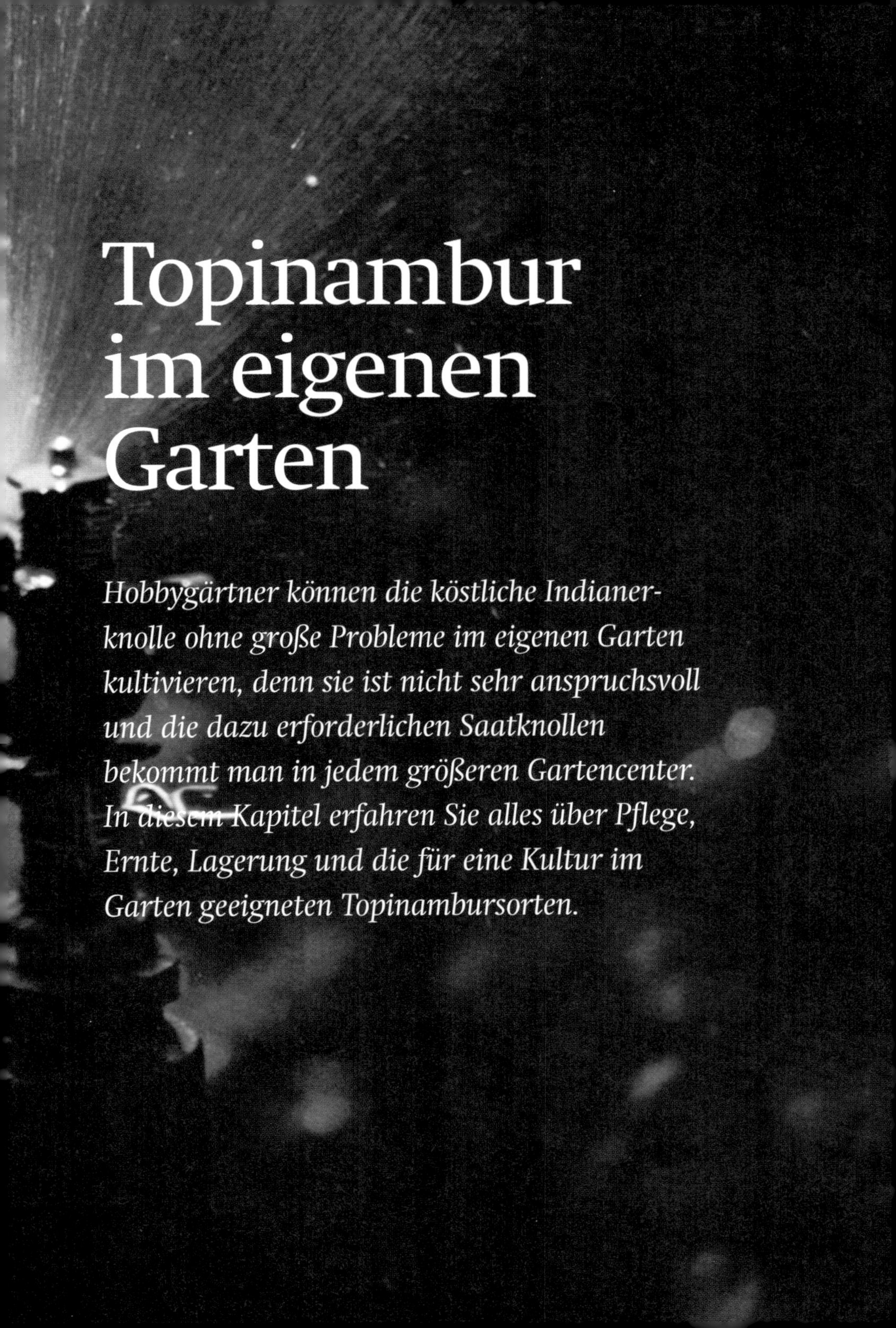

Topinambur im eigenen Garten

Hobbygärtner können die köstliche Indianerknolle ohne große Probleme im eigenen Garten kultivieren, denn sie ist nicht sehr anspruchsvoll und die dazu erforderlichen Saatknollen bekommt man in jedem größeren Gartencenter. In diesem Kapitel erfahren Sie alles über Pflege, Ernte, Lagerung und die für eine Kultur im Garten geeigneten Topinambursorten.

Die Knollen der Topinambur sind botanisch gesehen verdickte und ins Wurzelwerk eingebettete Rhizome (Speicherorgane).

Die Topinambur *(Helianthus tuberosus)* gehört botanisch zur Ordnung der Korbblütler (Compositae) in die Gattung Helianthus (Sonnenblumengewächse). Im Laufe der Zeit erhielt sie viele andere volkstümliche Bezeichnungen, wie beispielsweise Erdsonnenblume, Kleine Sonnenblume, Knollensonnenblume, Erdbirne, Erdartischocke, Jerusalem-Artischocke, Ewigkeitskartoffel und Indianerknolle. Die in mehreren Namen auftauchende Bezeichnung „Artischocke" hat mit der echten Artischocke nichts zu tun. Dieser Name wurde gewählt, weil die Knolle der ursprünglichen Art herzhaft nach Artischocken schmeckt.

Die Pflanzen erreichen im Laufe des Sommers eine Wuchshöhe von mindestens 2 m. In unseren Breiten blühende Formen haben sonnenblumenähnliche Blüten. Bis zum Herbst bilden sich an den Wurzeln Knollen aus. Während die oberirdischen Teile noch leichte Fröste bis –3 °C überstehen, sind die Knollen in unseren Breiten absolut winterhart, da sie Fröste bis –30 °C überstehen.

Standort und Pflege

Topinambur wird heute aus verschiedenen Gründen im eigenen Garten kultiviert. So dient die Knolle einmal zu Speisezwecken, andererseits wird die Pflanze als Bienenweide sowie als Sicht- und Windschutz angebaut. Besondere Ansprüche an den Standort wird von Topinambur nicht gestellt. Am besten gedeihen die Pflanzen jedoch an einem sonnigen Standort in einem guten kalkhaltigen Boden. Die Pflanze hat einen ziemlich hohen Wasserbedarf. Wenn zwischen Juli und September zu wenig Regen fällt, bilden sich nur kleine Knollen mit geringem Inulingehalt aus.

Die Ansprüche an den Boden sind gering. Sandböden mit 10 % Lehm genügen bereits. Im Frühjahr, Mitte April bis Mai, werden zwischen 35 000 und 40 000 Knollen/ha als Dammkultur gesetzt. Im Garten empfiehlt sich ebenfalls die Dammkultur. Wenn die Mutterkulturen zu alt geworden sind, was an zu kleinem Knollenwachstum zu erkennen ist, muss umgesetzt werden. Die Pflanzen sollten unbeschattet sein.

Saatknollen gibt es in allen größeren Gartencentern

Die Kultur beginnt mit so genannten Saatknollen. Eine Vermehrung durch Saatgut ist nicht üblich. Saatknollen werden direkt vom Züchter oder aber auch von einem anderen Lieferanten bezogen. Sie sollten nach der Ankunft rasch gepflanzt werden, um ein sicheres Austreiben zu gewährleisten. Etwas ungewöhnlich für den Gartenfreund ist der Pflanztermin. Als beste Pflanz- oder Saatzeit gelten die Monate Oktober bis Mitte April. Das Pflanzen der Knollen im Herbst ist durchaus möglich, da diese völlig winterhart sind. Die Knollen selbst werden etwa 5 bis 10 cm tief in den Boden gelegt. Wird eine größere Fläche bepflanzt, hat sich ein Reihenabstand von 50 bis 60 cm und ein Abstand in der Reihe von 30 cm bewährt. Die Pflanzknollen sollten nach Gewicht und Größe vorsortiert werden. Im Garten muss die Pflanzung schattenfrei und vor zu starkem Wind geschützt stehen. Die beliebte Heckenform ist nur dann angebracht, wenn frühe Sorten gesetzt sind und die Blüten als Bienenweide genutzt werden. Sonst ist bei einer Hecke der Pflanzabstand zu gering (zu dichter Stand), was sich später in sehr kleinen Knollen bei der Ernte zeigt.

Bezugsquellen für Topinambur-Saatknollen finden Sie im Anhang; man bekommt sie aber auch in jedem größeren Gartencenter bzw. kann sie dort bestellen.

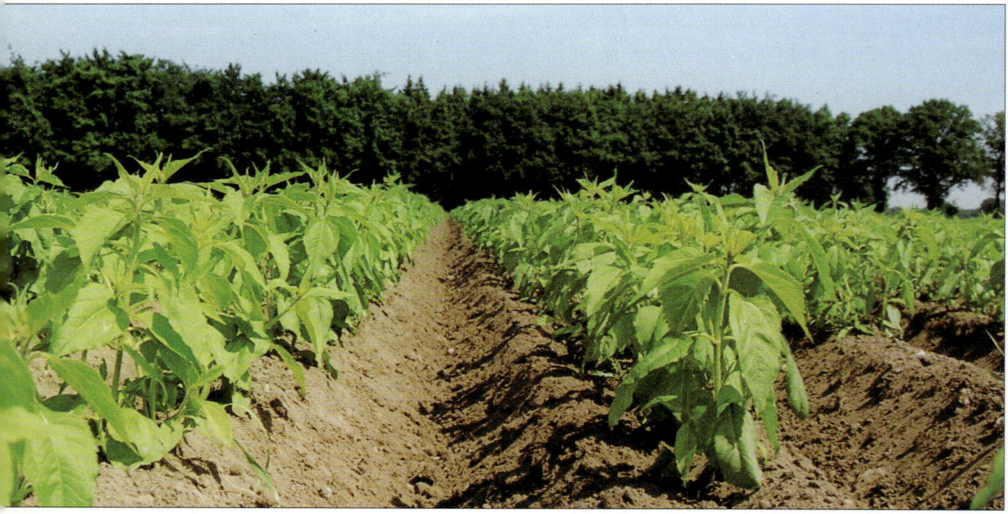

Im gewerbsmäßigen Anbau werden die Topinambur-Knollen als Dammkultur gesetzt. Dies empfiehlt sich auch im Garten.

Die Pflanze sollte jedes Jahr umgesetzt bzw. neu an einen anderen Standort gesetzt werden, sonst erhält der Kleingärtner von Jahr zu Jahr kleinere (und weniger) Knollen. Eine zusätzliche Düngung ist ab dem Frühjahr empfehlenswert. Die Düngungshöhe richtet sich nach der Nährstoffversorgung des Bodens. Zwei Gaben mit je 30 g eines organisch-mineralischen Volldüngers pro m^2 im Frühjahr und Frühsommer können als Durchschnittswert gelten. Der Dünger wird flach in die Erdoberfläche eingearbeitet. Besondere Pflegemaßnahmen sind weiterhin nicht erforderlich. Natürlich muss bei länger anhaltender Trockenheit gewässert werden. Mit Krankheiten und Schädlingen muss kaum gerechnet werden, denn außer Sclerotinia ist kein weiterer Schädling der Pflanze bekannt. Die Pflanze ist besonders resistent gegenüber Rhizomania (von der Zuckerrübe) und Nematoden (Kartoffelkrankheit). Jede Behandlung der Pflanzen ist also überflüssig.

In unseren Breiten blühen nur die frühen Sorten ständig! Im Norden blühen bei gutem Wachstumsklima die mittelfrühen Sorten, aber zumeist bleiben die Samen nicht keimfähig. Für den Tüftler-Gartenfreund: Er kann die Pflanze überlisten und zur Blüte, eventuell auch zur Bildung keimfähiger Samen, bringen, wenn über 2–3 Wochen (Ende Juli bis Mitte August) bis zu 4 Blätter der Pflanze mit dunkler Folie eingehüllt werden – zwecks Verkürzung des Tageslichteinfalls.

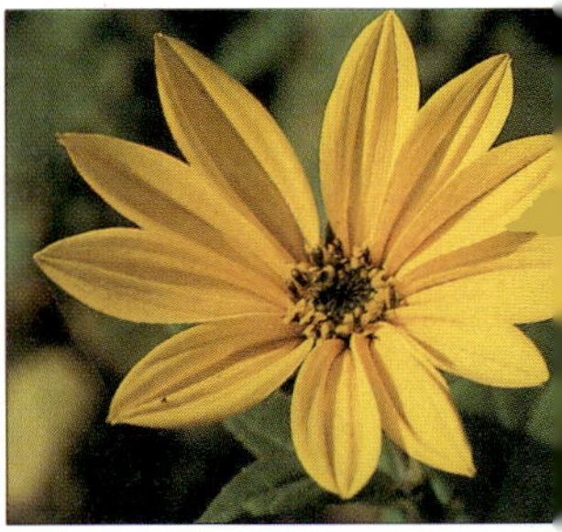

Der Blütenstand der Topinambur enthält 800 oder mehr Röhrenblütchen. In Deutschland blühen nicht alle Sorten, besonders nicht die späten Sorten oder beschattete Pflanzen.

Ernte und Einlagerung

Die Länge der vegetativen Phase vom Auskeimen bis zur Blütenbildung beträgt zwischen 65 Tagen bei frühen Sorten und 140 Tagen bei den spätreifen. Wenn die mittlere Temperatur im Pflanzgebiet über dem Durchschnitt liegt, kann sie sich um bis zu 15 % verkürzen. Die Blätter und Stängel werden welk und trocknen ein – das Zeichen dafür, dass die Knollen geerntet werden können.

Frühsorten sollten nur im Herbst geerntet werden, weil der Auftauprozess nach Winterfrösten zu schnellem Atmungsstoffwechsel und Auskeimen führt, wodurch erhebliche Inulinverluste eintreten. Auch die spätreifen Sorten Violet de Rennes und RoZo sollten, wenn das Kraut total abgereift ist, im Herbst geerntet werden. Rotschalige Sorten haben einen schützenden Anthocyangehalt und sind weniger empfindlich beim Einlagern.

Mit welchen Erträgen kann der Kleingärtner rechnen? Je nach Klima, Standort und Pflege (Düngung, genügend Wasser) mit 1,5 bis 3,5 kg Knollen pro Pflanze. Der ideale Erntetermin ist dann erreicht, wenn sich die Knollen von ihren Haftsträngen oder Stolonen lösen. Das kann bei späten Sorten erst im November der Fall sein.

Da die Topinambur nicht nur dem Menschen, sondern auch vielen Tieren – beispielsweise Mäusen – sehr gut schmeckt, muss sie vor Tieren geschützt aufbewahrt werden.

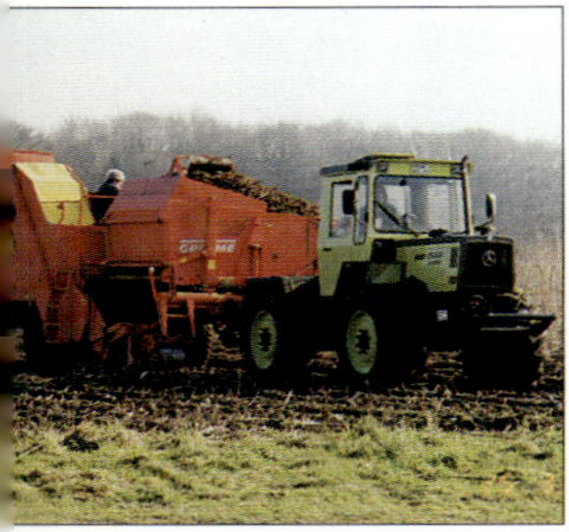

Die Ernte erfolgt mit einem speziell für Topinambur umgebauten Kartoffelroder. Die frostharten Knollen können den Winter über in der Erde bleiben. Dadurch ist ein Erntezeitraum von Oktober bis April möglich.

Nicht alle Knollen auf einmal ernten!

Im Gegensatz zu den Kartoffeln sollte man jedoch die Knollen nicht auf einmal ernten, da ihre Haltbarkeit beschränkt ist. Das hängt damit zusammen, dass die Knollen nur eine sehr dünne Schale haben und dadurch nach der Ernte schnell Wasser verlieren und schrumpfen. Deshalb wird meistens empfohlen, immer nur so viele Knollen zu ernten, wie in den nächsten Tagen für die Zubereitung in der Küche benötigt werden. So kann sich die Ernte, abgesehen von den Frostperioden, praktisch über den ganzen Winter bis zum Frühjahr hin erstrecken. In diesem Fall ist nur zu beachten, dass die Knollen dann im Winter ein Leckerbissen für Wühlmäuse sind. Muss mit einem Wühlmausbefall gerechnet werden, wird oft empfohlen, die Ernte einmalig vorzunehmen und die Knollen in Drahtkörben an einem geschützten Platz in die Erde einzugraben. Ansonsten können die Knollen auch einige Zeit kühl, schattig und etwas feucht gelagert werden.

Bei einer geplanten Einlagerung der Knollen ist auf sich relativ schnell ausbreitende Fäulnis sowie Weißschimmelbefall zu achten. Bei mittelfrühen bzw. späten Sorten kann der Kleingärtner einen Teil der Herbsternte im Boden lassen und sofort im Frühjahr die Knollen zum alsbaldigen Verzehr ausgraben. Bei Bedarf kann auch ein Teil der Herbsternte über 4–5 Wochen in sauberen Holzkisten, die zwecks Klimahaltens von außen mit Styroporplatten eingeschlossen werden, bei +4 °C und einer relativen Luftfeuchtigkeit von 90 % gelagert werden.

Frost schadet den Knollen nicht – weder im Boden noch im Lager. Jede Lagerung bedeutet allerdings Inulinverlust.

Die Frühjahrsernte ist sehr anfällig – man kann unter diesen Bedingungen die Knollen nicht länger als drei Wochen bevorraten, danach ist mit Fäulnis und Schimmel zu rechnen.

Topinambursorten

Folgende Sorten haben sich für den Garten bewährt:

▶ **Bianca**

Spezialsorte für Diabetiker und Feinschmecker mit gelbweißer Knolle. Vegetationszeit: 4 bis 5 Monate, früh reifend, das Kraut stirbt bereits ab September ab. Diese Sorte kann auch als Bienenweide und Schmuckpflanze kultiviert werden.

▶ **Gute Gelbe**

Mittelspät reifende Sorte mit guten, für die Küche geeigneten Knollen, nicht blühend.

▶ **Waldspindel**

Mittelspät reifende Sorte mit spindelförmigen, rotvioletten Knollen. Eignet sich besonders für die Brennerei, als Windschutzhecke und für Wildacker.

▶ **RoZo (Küppers Rote Zonenkugel)**

Sehr standfeste Sorte mit zuerst zögernder, dann stürmischer Entwicklung und später Reife. Die Pflanzen entwickeln viel Blattmasse und später rote, runde Knollen. Sie sind für Speisezwecke geeignet; die Sorte ist auch gut für Wildacker.

▶ **Gigant**

Große, runde bis ovale Knollen, die sich besonders gut in der Küche verarbeiten lassen.

▶ **Violet de Rennes**

Französische Züchtung mit hohem Inulingehalt und angenehmem Aroma in relativ runder, küchenfreundlicher Form.

Im Süden blühen die Sorten Bela und Bianca von Mitte Juli bis Mitte August (Bienenweide!), im kühleren Norden von Anfang August bis Mitte September.

Die in Europa angebauten Topinambursorten stammen aus Kreuzungen und sind (noch) nicht gentechnisch verändert.

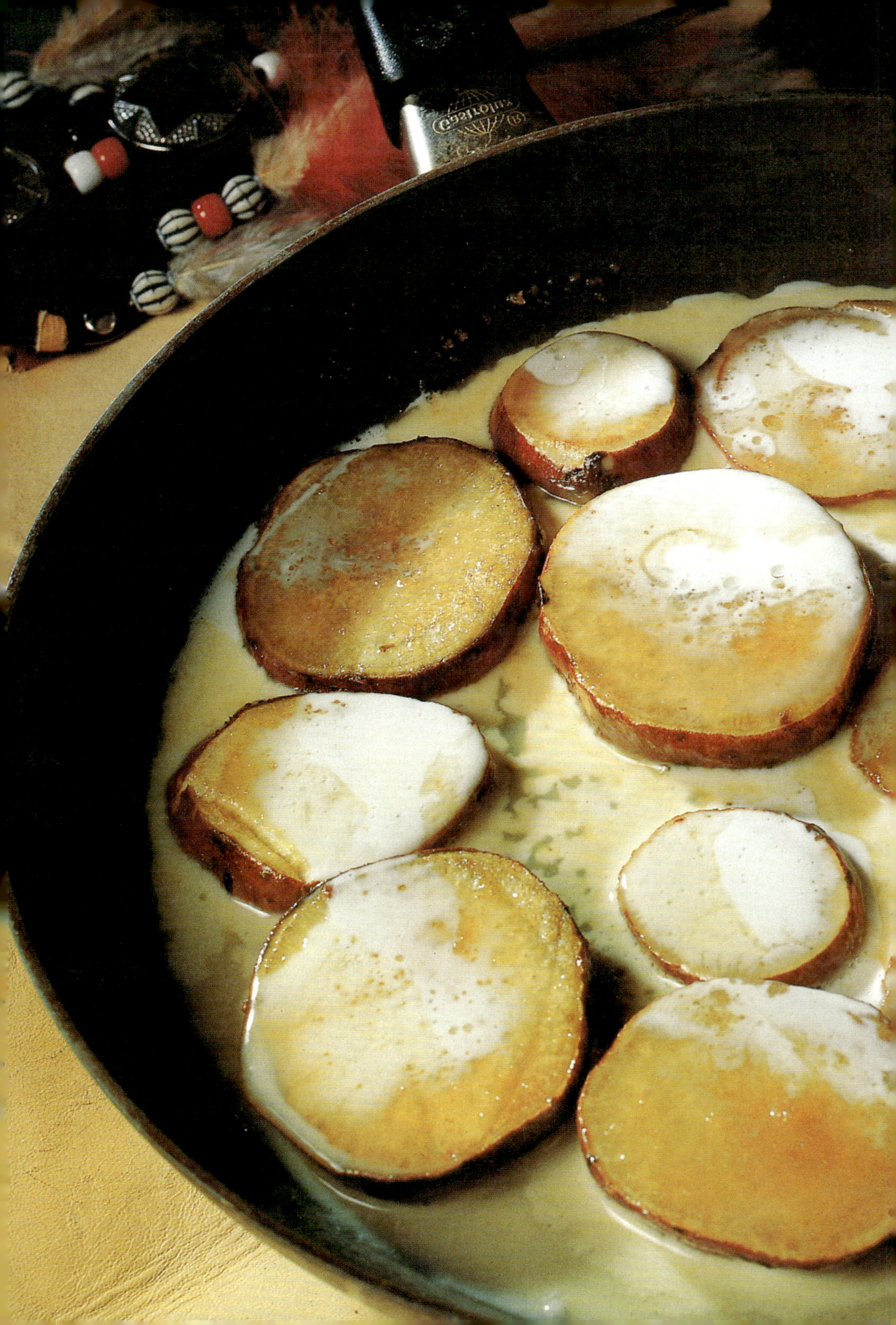

Topinambur zum Schlankbleiben und Schlemmen

Topinambur ist in unseren Breiten zwischen Oktober und April vom Delikatessengeschäft bis hin zum einfachen Öko-Bauernverkauf auf dem Wochenmarkt erhältlich. Die sauberen Knollen werden gehobelt, geschnitten oder püriert. Grundsätzlich sollte Topinambur für die Schlankheitskost roh zubereitet in Getränken, Salat und als Beilage in der Schale gegessen werden. Für die Normalkost werden die Knollen unzerkleinert blanchiert oder 10–15 Minuten gegart (gekocht), um als Beilage serviert zu werden.

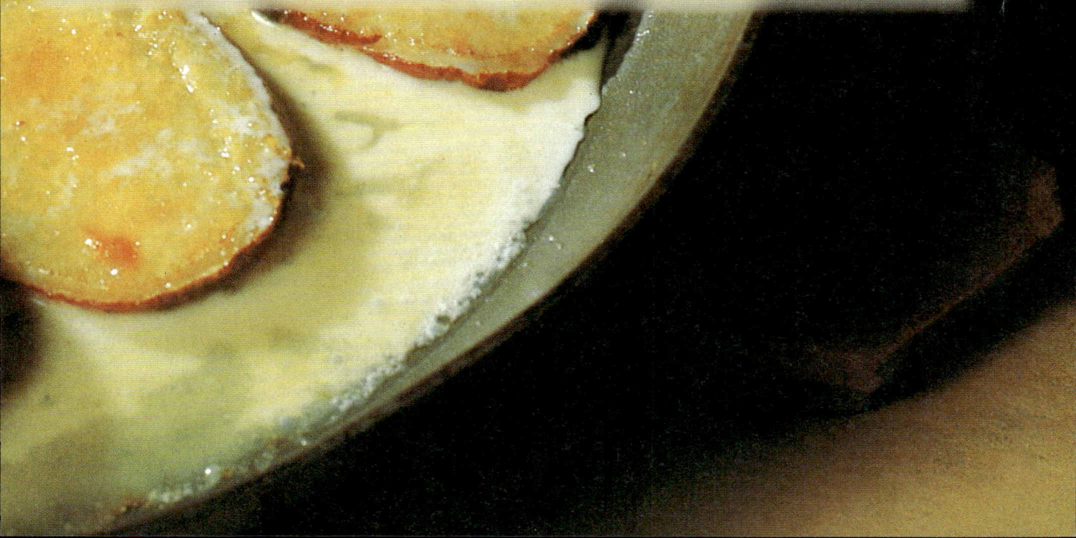

Topinambur-Drinks

Hier erfahren Sie, wie Sie Getränke auf Inulinbasis für Frühstück, Zwischenmahlzeit und Verdauungshilfe selbst zubereiten können. Zur schnellen Zubereitung von Topinambur-Inulin-Getränken können Fertigsäfte mit Topinambursaft (Schoenenberger, TopinaVit) gemischt werden. Falls kein Topinambursaft zur Verfügung steht, kann Natur-Topinambursirup, mit Wasser oder Mineralwasser im Verhältnis 1 : 4 gemischt, eingesetzt werden. Bevorzugen Sie Topinamburprodukte aus ökologischem Anbau.

Inulindrinks zum Frühstück, als Zwischenmahlzeit und als Verdauungshilfe

Die Topinambursaftflaschen sollten, insbesondere wenn sie geöffnet waren, im Kühlschrank aufbewahrt werden. Der Mischsaft erhält dadurch eine leicht erfrischende Kühle, ohne zu kalt zu sein.

- *Topinambur-Apfel:* 2 Teile Topinambursaft mit 1 Teil Apfelsaft vermischen und sofort servieren.
- *Topinambur-Kirsche:* 2 Teile Topinambursaft mit 1 Teil Sauerkirschsaft vermischen.
- *Topinambur-Cassis:* 2 Teile Topinambursaft mit 1 Teil schwarzem Johannisbeersaft mischen und alsbald kühl trinken.
- *Topinambur-Rettich:* 1 Teil Topinambursaft mit 1 Teil Bio-Rettichsaft mischen, mit gehackter Petersilie garnieren und leicht gekühlt trinken.
- *Topinambur-Sauerkraut:* Beide Säfte im Verhältnis 1 : 1 mischen – bei zu starker Säure 2 Teile Topinambursaft zu 1 Teil Sauerkrautsaft nehmen – und schluckweise trinken.
- *Topinambur-Sellerie:* Beide Säfte im Verhältnis 1 : 1 mischen, die Mischung kann mit Knoblauch und Petersilie abgerundet werden.

- ***Topinambur-Gemüse-Cocktail:*** Topinambursaft mit dem milchsauren Breuss-Bio-Gemüsesaft (Biotta) im Verhältnis 1 : 1 mischen, als Cocktail nach Belieben scharf würzen.

Raffinierter Inulin-Vitamin-Mineralstoff-Cocktail

Zutaten für 4 Gläser:
200 g junge, zarte Spinatblätter
2 Staudensellerie (möglichst komplett verwenden)
3 EL gehackte glatte Petersilie (Blätter und Stiele)
Knoblauch nach Belieben
2–3 EL Sanddorn (Mark oder Saft, ungesüßt, mit Sanddornöl)
2–3 EL Zitronensaft
100 ml Topinambursirup, süß
200 ml Topinambursaft, natur
2–3 EL Topinamburpulver Typ 20

Falls Sie Sanddorn ohne Sanddornöl verwenden, fügen Sie diesem Cocktail 2 TL Sanddorn-Fruchtfleisch-Rohöl hinzu.

- Im Mixer die gewaschenen Spinatblätter, die Selleriestange und die Petersilie – bei Verwendung von Knoblauch eine geschälte Zehe davon – pürieren.
- Danach wird der ölhaltige Teil des Sanddorns (Fruchtöl oder Mark) zugemixt, dann der Zitronensaft. Alles gut durchmixen.
- Anschließend den süßen Topinambursirup und den Topinambursaft natur unter das Püree mischen. Das Topinamburpulver in zuvor gekühlte Gläser einfüllen und mit dem Cocktail aufgießen. Mit einem langstieligen Löffel das Pulver in der Flüssigkeit verrühren und sofort schluckweise trinken.

Nährwerte pro Portion:
kJ: 728 kcal: 160 EW: 6 g F: 2 g KH: 75 g

Topinambur-Apfelsaft-Drink

Zutaten für 4 Personen:
300 g Topinambur
400 ml Mineralwasser
300 ml Apfelsaft

- Topinamburknollen schälen, waschen, klein schneiden und in dem Mineralwasser 5–10 Minuten garen.
- Die gekochten Topinamburknollen zusammen mit dem Mineralwasser in einem Mixer pürieren und abseihen. Mit dem Apfelsaft verrühren und gekühlt servieren.

Wenn Sie den Topinambur-Gemüse-Cocktails noch scharfe Gewürze zufügen (Chili, Cayennepfeffer, Paprika oder Senf bzw. Mischgewürze, wie Tabasco und Sambal Olek), erhalten Sie ein verdauungsförderndes Getränk.

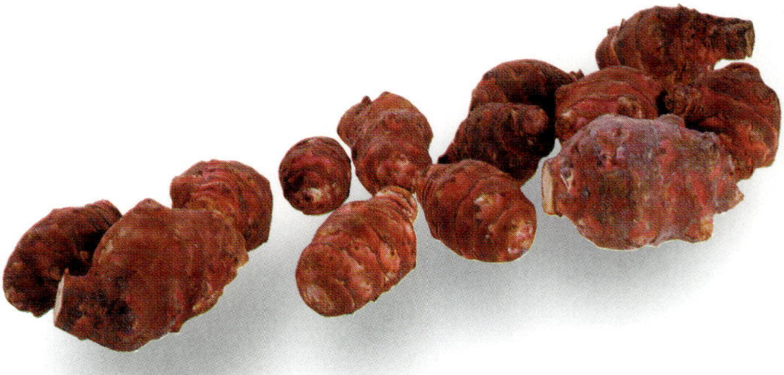

▶ *Bei diesem Rezept wird der Topinambursaft aus frischen Knollen selbst zubereitet. Man kann natürlich auch Fertigsaft verwenden.*

Nährwerte pro Portion:
kJ: 249 kcal: 59 EW: 2 g F: 0 g KH: 11 g

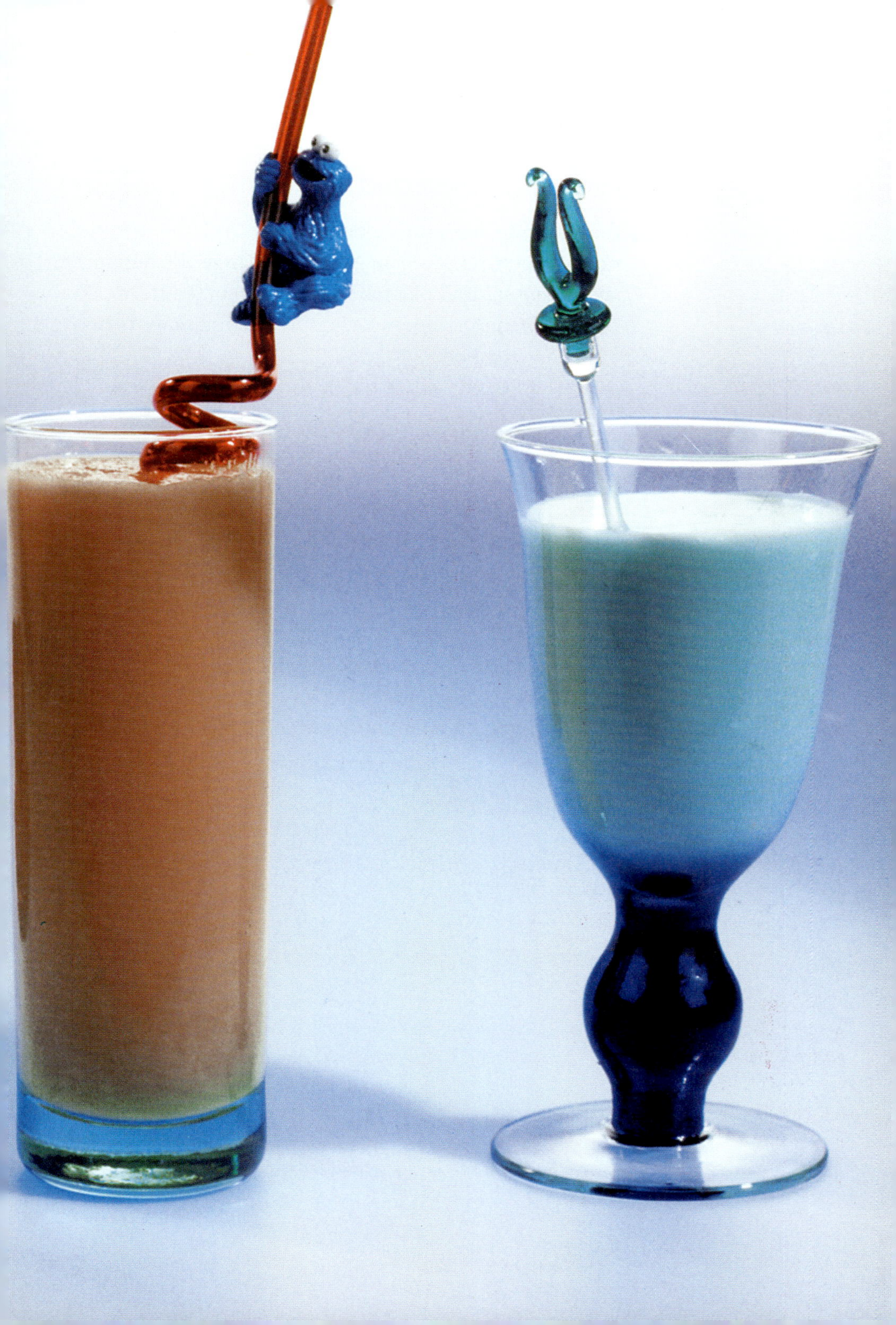

Inulin-Vitamin-A-Cocktail

Die folgende Rezeptur enthält die zur Deckung des Carotinbedarfs (Vitamin A) notwendige Menge des Vitamins aus Karotten und jungen, grünen Spinatblättern. Das Olivenöl sorgt in diesem Rezept für die optimale Verwertung der Vitamine.

Wenn Sie keinen Entsafter haben, können Sie gekauften Karottensaft verwenden.

Zutaten für 4 Personen:
200 g junge, zarte Spinatblätter
2–3 EL Zitronensaft
600 ml Topinambursaft, natur
200 ml frisch gepresster Karottensaft
1 TL Olivenöl, extra nativ

- Vom Sand befreite Spinatblätter im Mixer pürieren, den Zitronensaft dazugeben und noch einmal aufmixen. Dann den Topinambursaft, den Karottensaft und das Öl zugießen und noch einmal kurz aufschlagen.

Nährwerte pro Portion:
kJ: 595 kcal: 140 EW: 5 g F: 2 g KH: 63 g

Frühstück

Topinamburmüsli

Zutaten für 4 Personen:
400 g frische Topinamburknollen
2 Äpfel
4 EL Zitronensaft
40 g Mandeln, gehackt
250 g Naturjoghurt
100 g Haferflocken
50 g Topinambursirup, süß

- Frische Topinamburknollen unter fließendem Wasser sehr sorgfältig säubern, schälen und reiben. Die Äpfel schälen und das Fruchtfleisch reiben. Die Reibsel mischen und sofort mit Zitronensaft übergießen, damit sie sich nicht verfärben.
- Mandeln, Joghurt und Haferflocken untermischen, mit dem Topinambursirup süßen.

Stellen Sie nur so viel Müsli her, wie verzehrt wird. Frisches Müsli ist nur kurz haltbar.

Nährwerte pro Portion:
kJ: 1237 kcal: 294 EW: 11 g F: 10 g KH: 53 g

Suppen und Salate

Apfel-Topinambur-Rohkost

Zutaten für 4 Personen:
4 EL Haselnüsse
600 g Topinambur, geschält
2 Äpfel

Für die Soße:
1 EL Obstessig
4 EL Naturjoghurt
1 EL Sonnenblumenöl
2 Msp. brauner Zucker
je 1 Prise Salz und Pfeffer aus der Mühle

- Haselnüsse grob hacken, Topinambur und Apfel schälen, grob raspeln und mit den Nüssen mischen.
- Obstessig, Joghurt, Öl, braunen Zucker, Salz und Pfeffer verrühren. Soße über den Salat geben.

▶ ***Für die Apfel-Topinambur-Rohkost nimmt man am besten eine säuerliche Apfelsorte.***

Nährwerte pro Portion:
kJ: 552 kcal: 133 EW: 5 g F: 7 g KH: 12 g

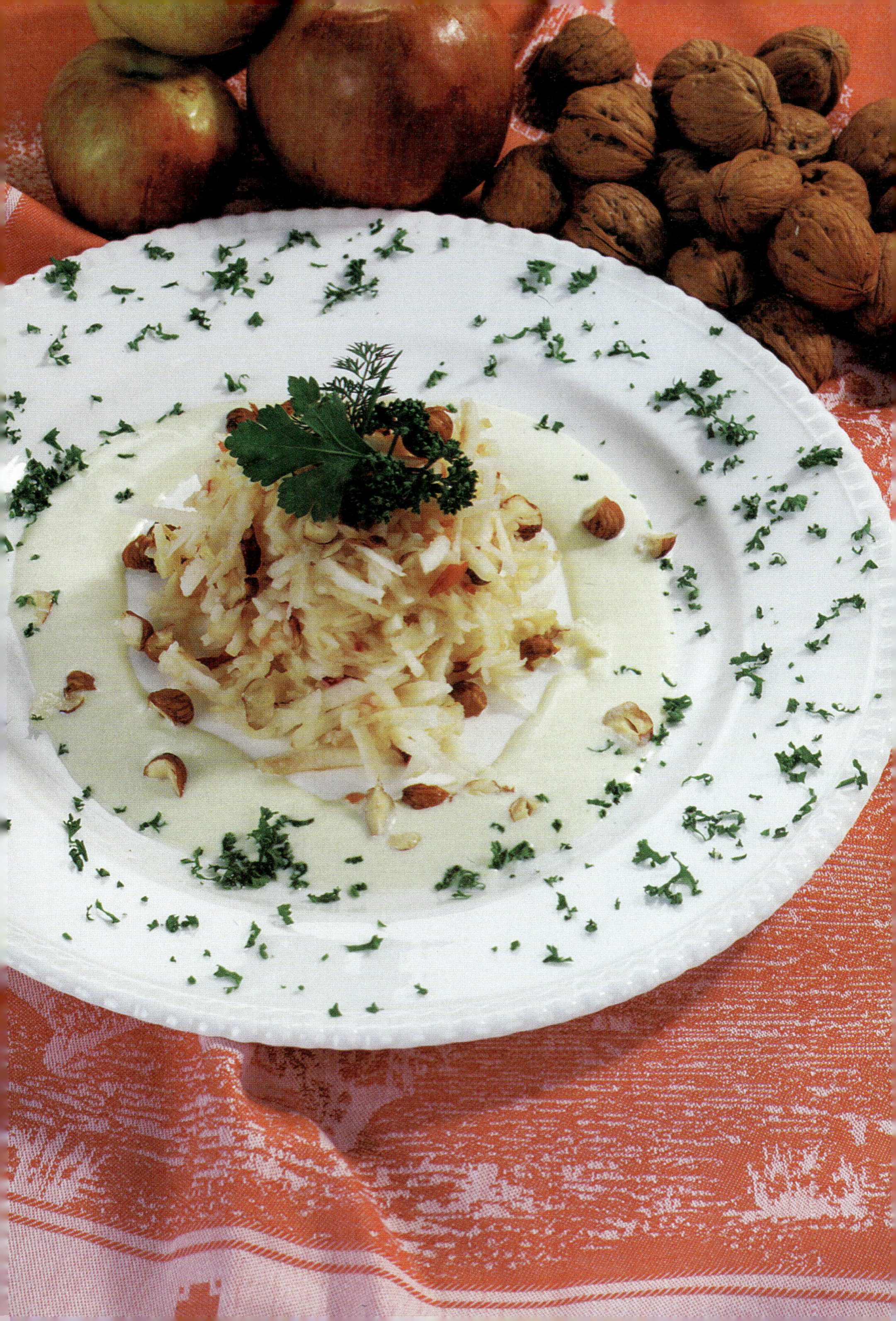

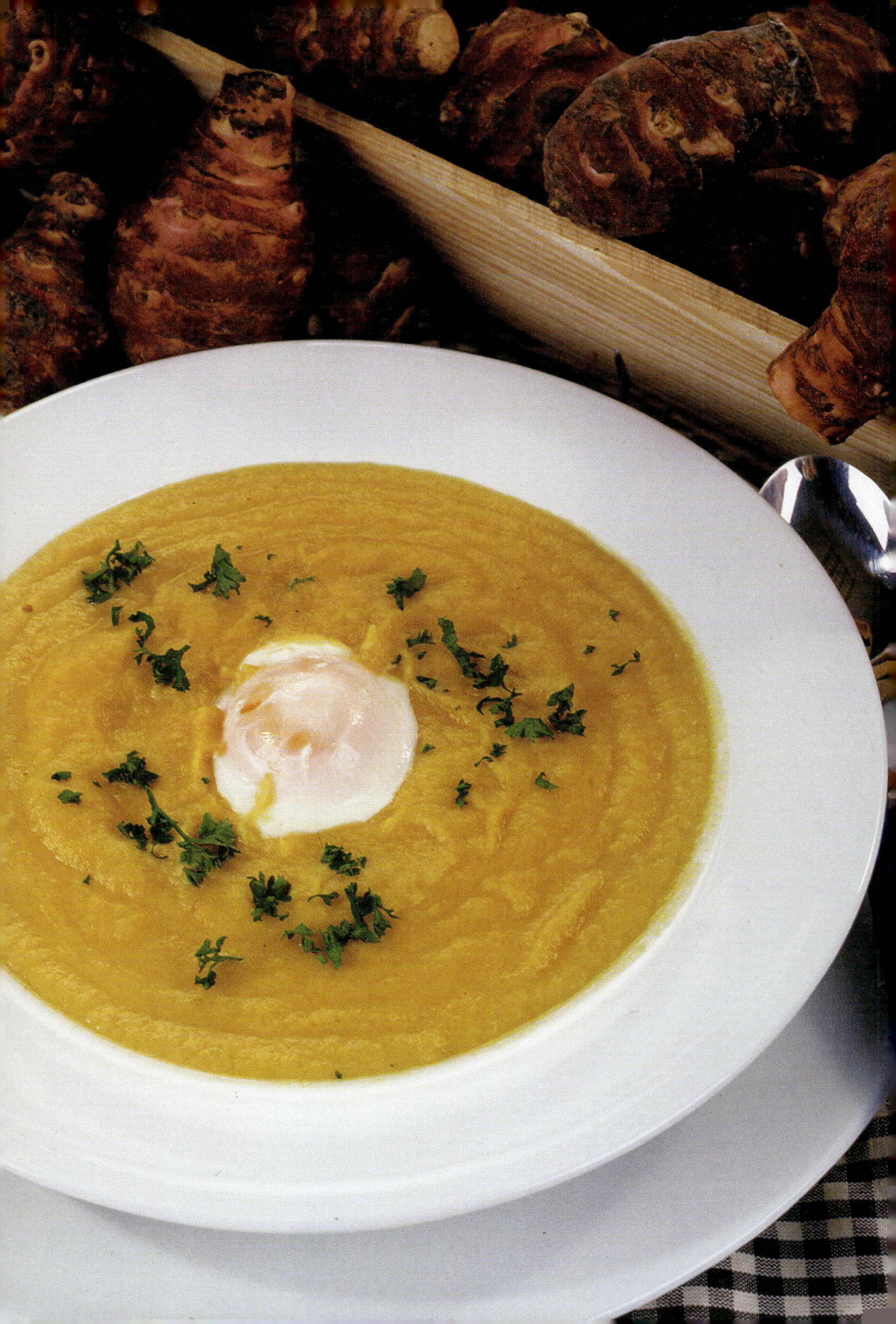

Topinambur-Creme-Suppe

Zutaten für 4 Personen:

500 g frische Topinamburknollen
750 ml klare, entfettete Rinderbrühe
1 Knoblauchzehe
1 Msp. Kümmel
150 g raure Sahne (10 % Fett)
1 Prise Salz
1 Prise Pfeffer aus der Mühle
1 Beet frische Kresse

- Topinamburknollen sorgfältig unter fließendem Wasser waschen, schälen und in 2 cm dicke Stücke schneiden.
- Rinderbrühe mit dem Knoblauch und Kümmel zum Kochen bringen und die Topinambur 30 Minuten köcheln lassen.
- Die Suppe etwas abkühlen lassen und in einem Schneidstab pürieren, dann nochmals aufkochen.
- Saure Sahne mit dem Schneebesen einschlagen, dabei mit Salz und Pfeffer würzen.
- Mit frischer Kresse bestreuen und servieren

Nährwerte pro Portion:
kJ: 630 kcal: 151 EW: 10 g F: 9 g KH: 8 g

◀ *Statt mit Kresse können Sie die Suppe auch mit Petersilie oder anderen frischen Kräutern garnieren.*

Bunter Salat mit Topinambur

Zutaten für 4 Personen:
200 g Topinambur
200 g Karotten
1 Kopfsalat
4 Tomaten

Für die Soße:
Saft und geriebene Schale von 1 Zitrone
2 EL Rotweinessig
4 EL Distelöl
1 TL brauner Zucker
Salz und Pfeffer aus der Mühle
2 EL gehackte Petersilie

- Topinambur und Karotten schälen, Topinambur in Würfel, Karotten in Scheiben schneiden. Gemüse 10–15 Minuten weich kochen.
- Salat putzen und auseinander pflücken, Tomaten in Spalten schneiden.
- Aus dem Saft und dem Abrieb von der Zitrone, dem Essig, dem Distelöl und dem braunen Zucker eine Vinaigrette rühren und mit Salz und Pfeffer abschmecken.
- Die vorbereiteten Gemüse- und Salatzutaten in einer Schüssel vermengen und die Vinaigrette darüber gießen.
- Salat mit gehackter Petersilie bestreuen und anrichten.

▶ ***Für den bunten Salat mit Topinambur kann man statt Kopfsalat natürlich auch jeden anderen Blattsalat nehmen.***

Nährwerte pro Portion:
kJ: 589 kcal: 141 EW: 3 g F: 11 g KH: 8 g

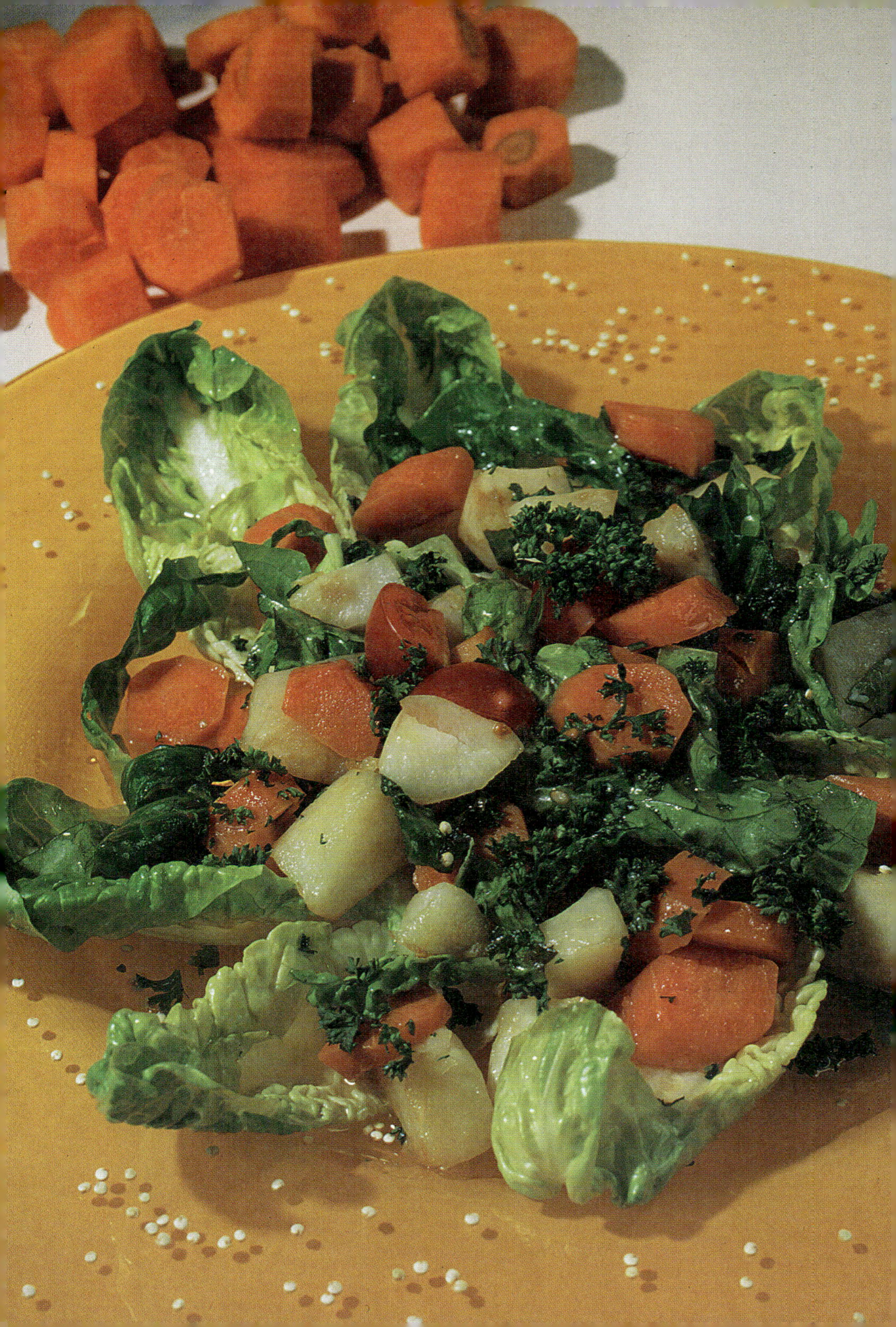

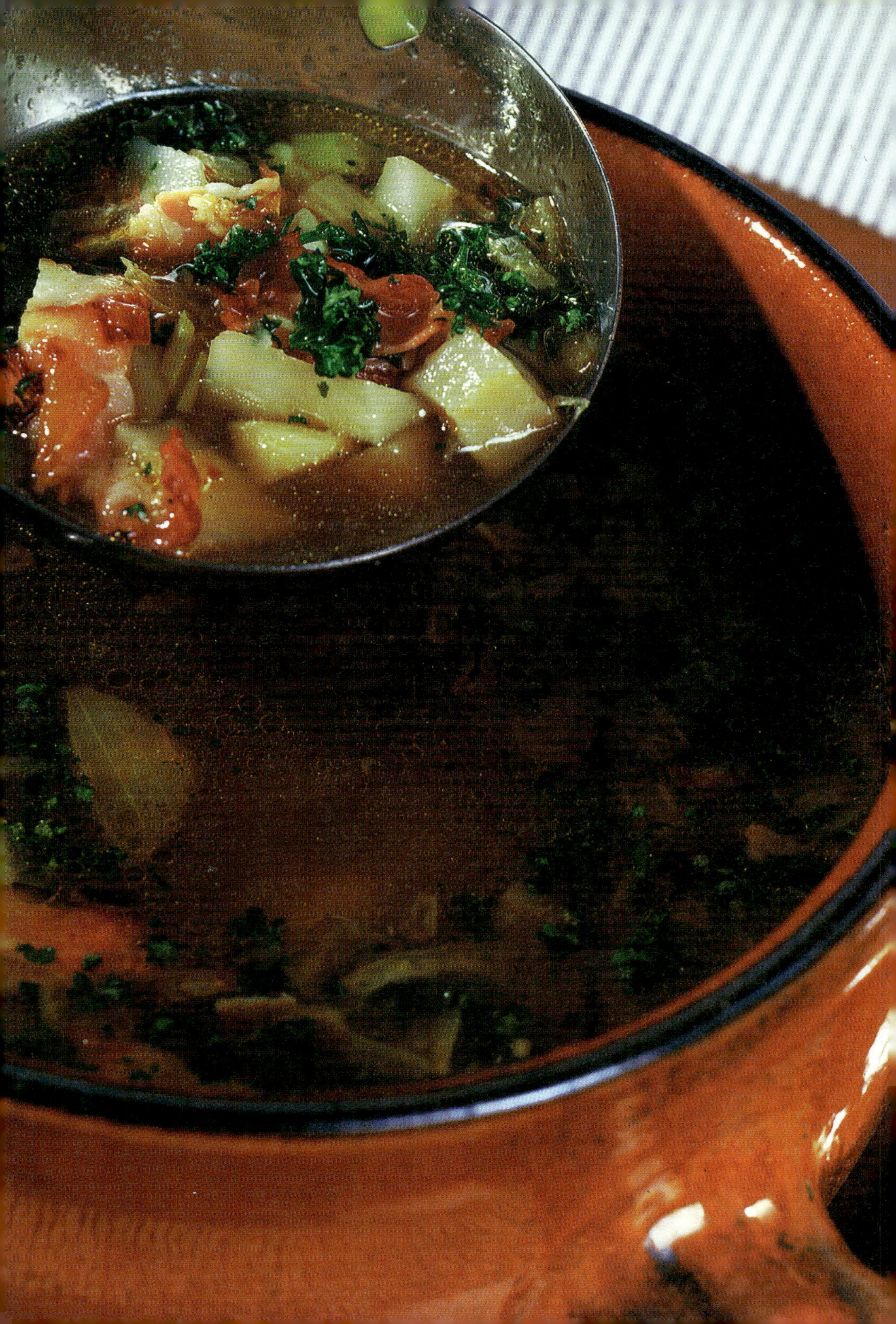

Topinambur-Gemüse-Suppe

Zutaten für 4 Personen:

400 g Topinambur, geschält
1 Zwiebel
1 EL Butter
2 Karotten
1 Stück (ca. 100 g) Sellerie
1 Stange Lauch
1 l Gemüsebrühe
1 Prise Salz
1 Prise Pfeffer aus der Mühle
1 Prise Muskatnuss
2 EL saure Sahne (10 % Fett)
4 Eier
2 EL gehackte Petersilie

- Geschälten Topinambur in Würfel schneiden, Zwiebel klein hacken, Gemüse in Scheiben oder kleine Stücke schneiden.
- Butter in einem Topf erhitzen und die Topinamburwürfel, die Zwiebeln und das Gemüse darin 2–3 Minuten andünsten. Dann die Gemüsebrühe darüber gießen und das Gemüse etwa 15 Minuten bei niedriger Hitze köcheln lassen.
- Mit dem Mixstab oder im Mixer pürieren, mit den Gewürzen abschmecken und saure Sahne unter die Suppe mischen.
- Wasser in einem Topf zum Sieden bringen. Die Eier aufschlagen und in dem siedenden Wasser pochieren.
- Suppe in zwei Teller geben, je ein pochiertes Ei zur Suppe geben und mit der gehackten Petersilie bestreut anrichten.

◀ Reichen Sie zur Topinambur-Gemüse-Suppe Vollkornbrötchen.

Nährwerte pro Portion:
kJ: 636 kcal: 152 EW: 11 g F: 9 g KH: 8 g

Lauch-Topinambur-Suppe

Zutaten für 4 Personen:

2 Stangen Lauch
500 g Topinamburknolle
1 EL Öl
800 ml Gemüsebrühe
1 TL fein geschnittener Thymian
Pfeffer aus der Mühle

▶ ***Die Lauch-Topinambur-Suppe lässt sich schnell zubereiten.***

- Lauch in Ringe schneiden und waschen. Topinambur sorgfältig waschen und in Würfel schneiden.
- Das Öl in einem Topf erhitzen und den Lauch andünsten. Gemüsebrühe und Topinamburwürfel dazugeben und ca. 15 Minuten kochen. Vor Ende der Kochzeit Thymian dazugeben und mit Pfeffer abschmecken.

Nährwerte pro Portion:
kJ: 331 kcal: 79 EW: 5 g F: 3 g KH: 7 g

Rohkostsalat aus Topinambur und Roter Bete

Zutaten für 4 Personen:

200 g gekochte Rote Bete
150 g Topinamburknollen
1 EL Zitronensaft
1–2 EL Apfelessig
2 EL Öl
Salz und Pfeffer

- Gekochte Rote Bete abziehen und stifteln. Topinambur sorgfältig waschen, in Küchenpapier trocknen, raspeln und sofort mit dem Zitronensaft beträufeln.
- Beide Teile vermischen und mit Essig, Öl, Salz und Pfeffer abschmecken. Sofort gekühlt servieren.

Nährwerte pro Portion:
kJ: 325 kcal: 78 EW: 2 g F: 5 g KH: 6 g

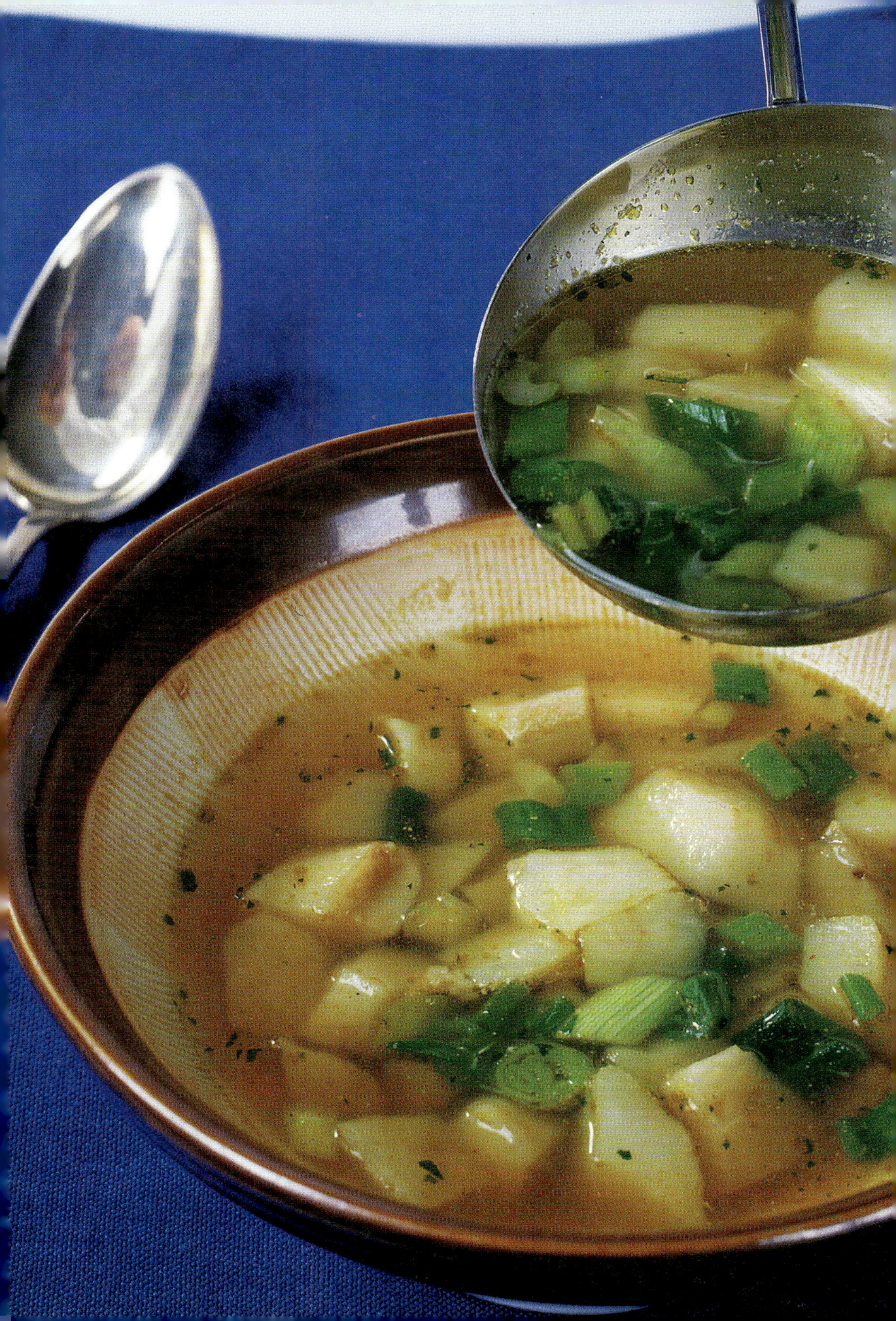

Topinambur-Obstsalat

Zutaten für 4 Personen:
125 g frische Topinamburknollen
1 Apfel
$1^1/_2$ EL Zitronensaft
3 Aprikosen
1 Banane
3 Scheiben Ananas (auch Konserve in Stücken)
50 g Naturjoghurt
$1^1/_2$ EL Topinambursirup, süß
Getreideknusperflocken zum Bestreuen

Dieser Obstsalat schmeckt Topinambur besonders delikat.

- Die Topinamburknollen sauber bürsten und waschen und zusammen mit dem Apfel raspeln. Sofort mit dem Zitronensaft übergießen.
- Aprikosen, Banane und Ananas zerkleinern, das Ganze vermischen.
- Den Joghurt dazugeben, mit Topinambursirup süßen. Mit den Getreideknusperflocken bestreuen und sofort servieren.

Nährwerte pro Portion:
kJ: 423 kcal: 100 EW: 3 g F: 1 g KH: 14 g

Wintersalat mit Topinambur

Zutaten für 4 Personen:
300 g frische Topinamburknollen
1 Apfel, rotschalig
1 EL Zitronensaft
100 g Blattsalat

Für die Soße:
100 g Naturjoghurt
1 EL Apfelessig
1 EL Topinambursirup, süß
3 EL gehackte glatte Petersilie
3 EL Haselnüsse, gehackt

- Topinambur waschen und 15 Minuten kochen. Mit Schale in 1 cm dicke Scheiben schneiden.
- Apfel schälen, in Spalten teilen, diese mit Zitronensaft beträufeln und auf einem Teller anrichten. Die gereinigten Salatblätter hinzufügen.
- Aus Joghurt Apfelessig, Topinambursirup, der Hälfte der Petersilie und den Haselnüssen eine Soße bereiten und zum Salat reichen.
- Über den mit der Soße angerichteten Salat die restliche Petersilie streuen

Probieren Sie doch einmal PInienkerne anstatt der Haselnüsse aus.

Nährwerte pro Portion:
kJ: 479 kcal: 115 EW: 5 g F: 6 g KH: 13 g

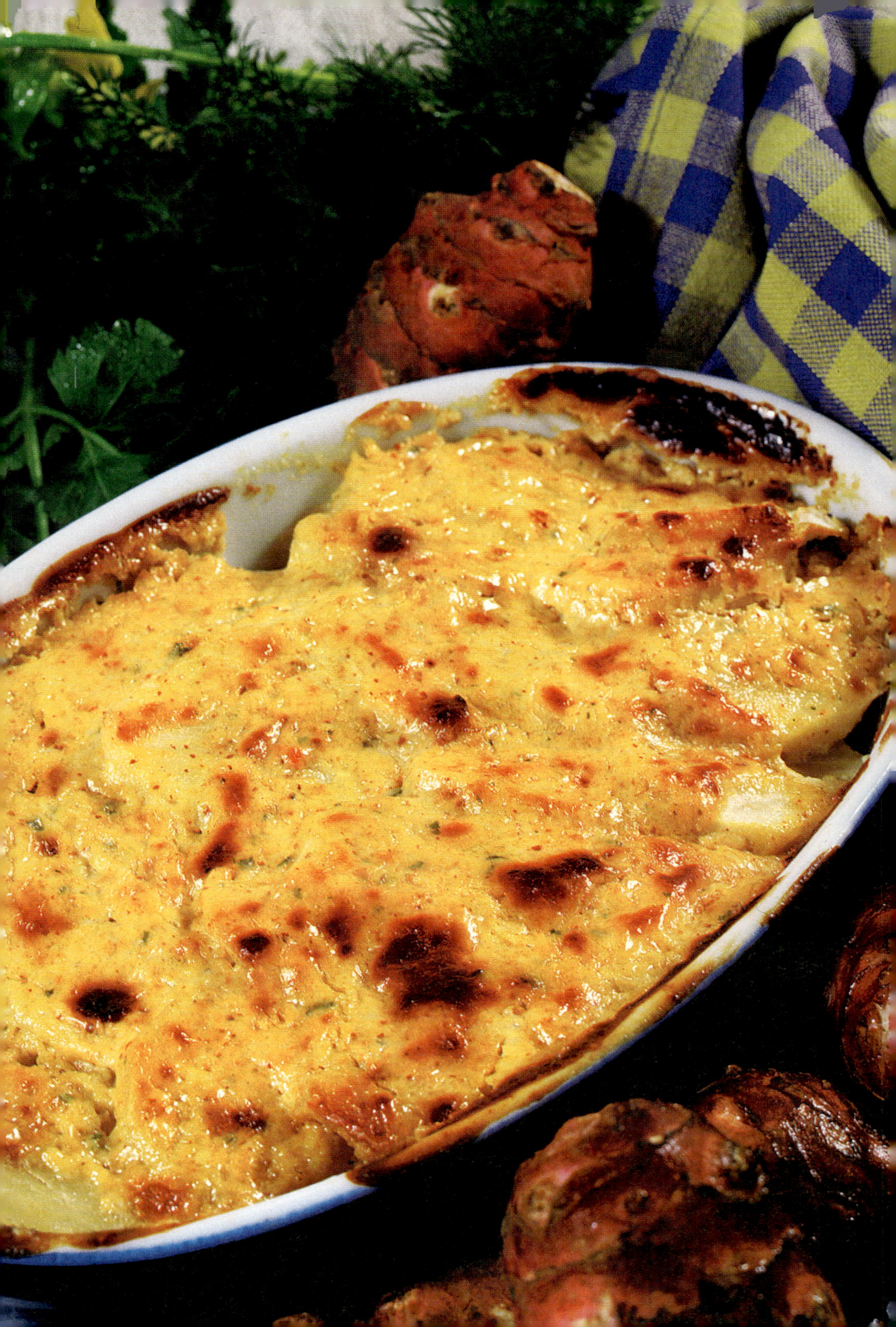

Hauptspeisen und Beilagen

Topinambour au gratin — überkrusteter Topinambur

Zutaten für 4 Personen:

500 g Topinamburknollen
250 ml fettarme Milch
2 EL Butter
2 EL Weizenmehl
Salz, weißer Pfeffer
2 frische Eigelb
3 EL geriebener Parmesan
2 Eiklar

- Die Topinamburknollen kochen, schälen und warm stellen.
- Nun wird eine Sauce Mornay zubereitet. Dafür die Milch in einem Topf zum Kochen bringen. 2 EL Butter in einer heißen Pfanne zerlassen und das Mehl darin hellgelb anschwitzen. Die erhitzte Milch hineinrühren.
- Das Ganze wird mit wenig Salz und dem Pfeffer gewürzt und mit den Eigelb gebunden.
- 2 EL Parmesankäse werden in die heiße Soße gequirlt. Nach etwas Abkühlung wird das steif geschlagene Eiweiß untergezogen.
- In einer Gratinpfanne oder hitzebeständigen Form werden die vorbereiteten ganzen Knollen mit der Sauce Mornay überzogen, mit noch etwas geriebenem Parmesan bestreuen.
- Im vorgeheizten Backofen, obere Schiene, wird bei starker Oberhitze überbacken, bis eine braune Kruste sichtbar ist, evtl. abdecken, um ein Verbrennen zu vermeiden.

Nährwerte pro Portion:
kJ: 773 kcal: 185 EW: 11 g F: 10 g KH: 12 g

◀ *Das Topinambur-Gratin ist sehr schmackhaft und gelingt leicht.*

Topinambur-Carpaccio mit Mohnvinaigrette

Zutaten für 4 Personen:
1 EL Zitronensaft
500 g frische Topinamburknollen
Eiswasser zum Abschrecken

Für die Vinaigrette:
1 Schalotte, gewürfelt
1 TL Koriander, gehackt
1 gemahlener EL Blaumohn
1 Prise Senfpulver
1 Prise weißer Pfeffer
1 Prise Salz
3 EL weißer Balsamicoessig
1–2 EL Weißwein
2 EL Gemüsebrühe
2 EL kaltgepresstes Öl

- 250 ml Wasser mit Zitronensaft säuern und zum Sieden bringen.
- Die Topinamburknollen waschen, schälen, in dünne Scheiben schneiden und sofort mit dem Zitronenwasser blanchieren. Anschließend mit dem Eiswasser abschrecken und mit etwas Küchenpapier trockentupfen.
- Die Topinamburscheiben auf einem Teller als Carpaccio anrichten und mit der Vinaigrette marinieren.
- Für die Vinaigrette die Schalotte, den gehackten Koriander und den gemahlenen Mohn sehr fein unter Zusatz von etwas Senfpulver, Pfeffer und Salz sowie Essig, Wein und Brühe miteinander vermischen. Zuletzt das Ganze mit dem Öl aufschlagen.

Das Gericht kann z. B. durch ein gebratenes Fischfilet und eine Garnierung mit Blumenkohl- und Brokkoliröschen vervollständigt werden. Wenn es mit dieser Beilage versehen wird, genügen für zwei Personen 300 g Topinamburknollen für das Carpaccio.

Nährwerte pro Portion:
kJ: 414 kcal: 100 EW: 4 g F: 6g KH: 6 g

Schnelle Topinamburpfanne

Zutaten für 4 Personen:
600 g frische Topinamburknollen
3 EL Zitronensaft
2 EL Öl
1 Prise Salz und weißer Pfeffer aus der Mühle zum Abschmecken
2 EL glatte Petersilie, gehackt

- Topinamburknollen waschen und in dem mit 1–2 EL Zitronensaft gesäuerten Wasser 15 Minuten zugedeckt kochen, das Wasser abgießen und die Knollen pellen.
- Die Knollen mit dem restlichen Zitronensaft beträufeln, damit sie nicht braun werden.
- In einer beschichteten Pfanne mit dickem Boden das Öl erhitzen und die Topinamburscheiben darin andünsten.
- Mit Salz und Pfeffer abschmecken und mit Petersilie bestreuen.

Die Topinamburpfanne ist als Diätgericht zu empfehlen, das sich einfach zubereiten lässt.

Nährwerte pro Portion:
kJ: 394 kcal: 95 EW: 4 g F: 6 g KH: 6 g

Gebratene Austernpilze mit Topinambur und Kräutern

Zutaten für vier Personen:
800 g Topinambur
Salz
500 g Austernpilze
2 Knoblauchzehen
2–3 EL Öl
je 1 Prise Salz, Pfeffer aus der Mühle und Muskatnuss
2 EL gehackte Petersilie

Austernpilze sind geschmacklich mit Champignons und Pfifferlingen vergleichbar. Man kann daher auch diese beiden Pilzsorten nehmen.

- Die Topinamburknolle schälen und in Würfel schneiden. In genügend Salzwasser zehn Minuten lang kochen.
- In der Zwischenzeit die Pilze waschen und halbieren oder vierteln. Die Knoblauchzehen abziehen und fein hacken.
- Topinamburwürfel, Knoblauch und Pilze im Öl anbraten und etwa 10 Minuten dünsten, bis die Pilze gar sind.
- Zum Schluss mit Salz, Pfeffer und geriebener Muskatnuss abschmecken und die gehackte Petersilie darüber streuen.

▶ *Gebratene Austernpilze mit Topinambur und Kräutern*

Nährwerte pro Portion:
kJ: 559 kcal: 135 EW: 8 g F: 7 g KH: 9 g

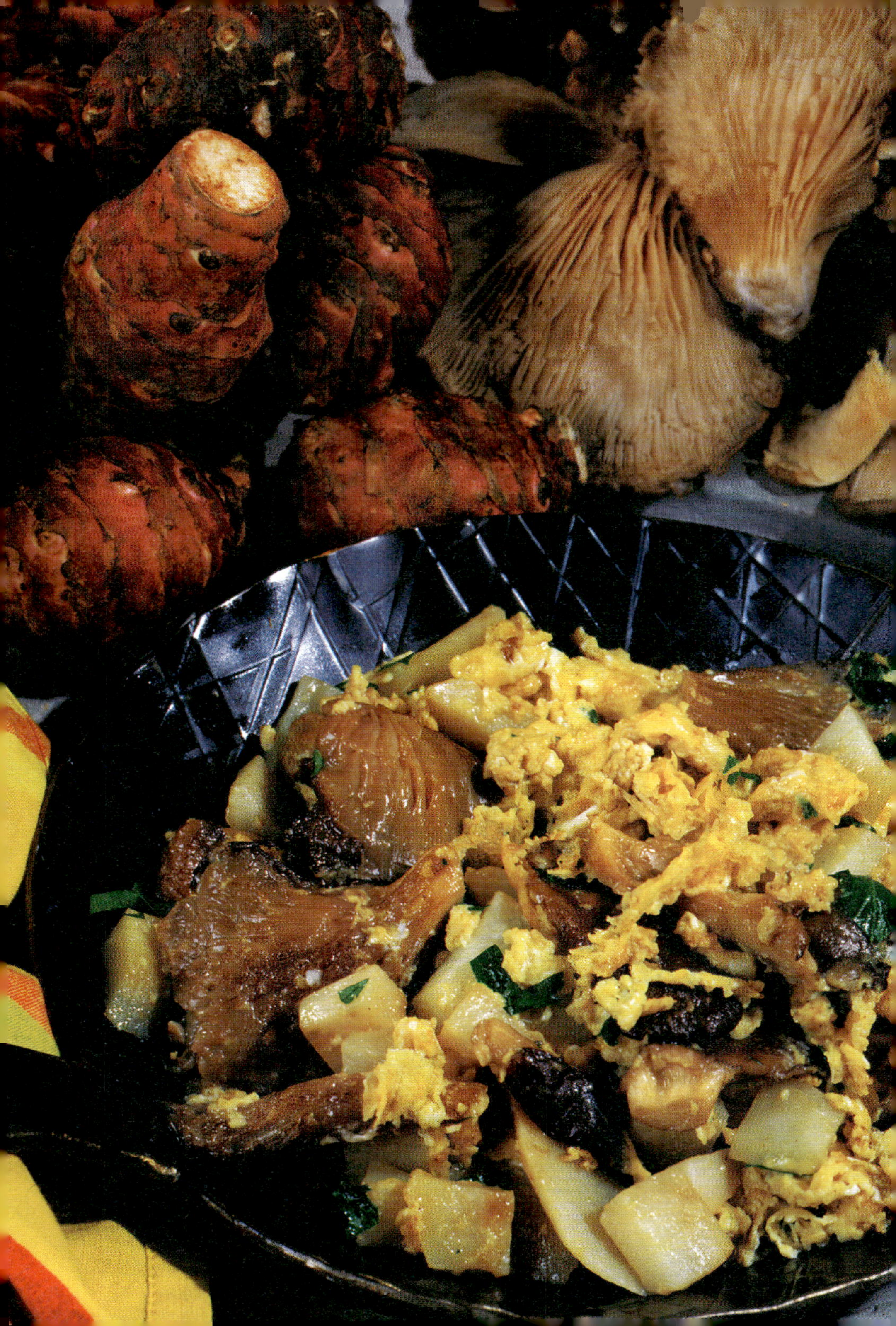

Topinamburauflauf

Zutaten für 4 Personen:
400 g frische Topinamburknollen
2 Eier
1 Prise Salz und 1 Msp. Muskat zum Abschmecken
1 EL Diätmargarine
1 EL Weizenkleie
1 Zwiebel
2 EL Sonnenblumenöl
2 EL geriebener Käse

Servieren Sie den Auflauf möglichst rasch, nachdem er fertig geworden ist.

- Gewaschene Topinamburknollen im Dampftopf zehn Minuten dämpfen, die Schale abziehen und pürieren.
- Eier aufschlagen, Eigelb und Eiweiß trennen. Das Eigelb zu dem pürierten Topinambur geben. Das Eiklar steif schlagen und unter das Püree ziehen.
- Die Masse mit Salz und Muskat abschmecken und in einer leicht ausgefetteten Auflaufform, die mit der Weizenkleie ausgestreut ist, einfüllen.
- Die Zwiebel schälen, reiben und in dem Öl anbraten. Alles über den Topinamburauflauf geben und mit dem geriebenen Käse bestreuen.
- Den Auflauf in dem auf 200 °C vorgeheizten Backofen etwa 20 Minuten goldgelb überbacken.

Nährwerte pro Portion:
kJ: 661 kcal: 159 EW: 8 g F: 12 g KH: 5 g

Topinamburschupfnudeln

Zutaten für 4 Personen:
150 g Pellkartoffeln
125 g frische Topinamburknollen, geschält
1 EL Zitronensaft
75 g Weizenmehl
2 EL Kartoffelstärke
1 Ei
je 1 Prise Salz, Muskat und weißer Pfeffer
einige Tropfen Topinambursirup

- Die Kartoffeln waschen, in Salzwasser mit Kümmel bissfest kochen, ausdämpfen lassen, dann pellen und noch heiß durch die Kartoffelpresse drücken.
- Die geschälten, frischen Topinamburknollen durch eine Saftpresse geben, etwas von dem Saft auffangen und separat halten, die Masse mit Zitronensaft beträufeln.
- Die heiße Kartoffelmasse mit der Topinamburmasse, dem Mehl, der Stärke und dem Ei rasch zu einem Teig verkneten, dabei mit Salz, Muskat und Pfeffer abschmecken. Die Konsistenz des Teiges eventuell mit Mehl verbessern.
- 1 l Salzwasser zum Kochen bringen. Die Schupfnudeln mit den bemehlten Händen ausformen und etwa drei Minuten lang kochen. Die Schupfnudeln können mit Topinambursirup und Zitronensaft glaciert werden.

Die Topinamburschupfnudeln sind als Beilage zu einer Rohkost hervorragend geeignet.

Nährwerte pro Portion:
kJ: 564 kcal: 133 EW: 5 g F: 2 g KH: 24 g

Frühstück

Topinamburbrötchen

Zutaten für etwa 20 Brötchen:
1 Päckchen Trockenbackhefe
100 ml warmes Wasser
1 EL Topinambursirup
800 g Weizen-Vollkornmehl
1 TL Topinamburpulver Typ 20
1 EL Kochsalz
4 EL Sonnenblumenöl
weitere mögliche Zutaten nach Belieben: 3–4 EL Kerne (Sonnenblumenkerne und/oder Kürbiskerne), Kümmel oder Brotgewürz

Wenn Sie Topinamburpulver Typ 40 nehmen, erhalten Sie Brötchen mit einem größeren Anteil an Ballaststoffen. Ballaststoffe regen die Darmtätigkeit an und fördern die Verdauung.

- Hefe, 100 ml warmes Wasser und Topinambursirup miteinander vermengen, bis die Hefe zu schäumen beginnt.
- Mehl und Topinamburpulver, Salz, Sonnenblumenöl und aufgehende Hefelösung vermengen (nach Belieben auch Kerne, Kümmel und Brotgewürz zugeben). Beim Kneten nach Gefühl immer etwas warmes Wasser zusetzen bis zur Teigbildung.
- Den Teig in einer Schüssel mit einem Tuch abdecken und bei 45 Minuten an einem warmen Ort aufgehen lassen.
- Den Teig zu einer Rolle formen, Stücke davon abschneiden, zu Brötchen formen, auf ein mit Backpapier ausgelegtes Backblech legen, 30 Minuten aufgehen lassen.
- Backofen auf 200 °C vorheizen, auf den Boden ein Gefäß mit Wasser stellen und die Brötchen auf der mittleren Schiene 10–12 Minuten backen.

Suppen und Salate

Topinambursuppe

Zutaten für 4 Personen:
500 g frische Topinamburknollen
2 Karotten
1/4 Sellerieknolle
1 mittlere Zwiebel
2 EL Sonnenblumenöl
500 ml Gemüse- oder Geflügelbrühe
nach Belieben Salz, Pfeffer und Majoran zum Abschmecken

- Topinamburknollen sauber waschen und möglichst mit der Schale verwenden.
- Geputzte Topinambur, Karotten und Sellerie in kleine Würfel, die Zwiebel in dünne Streifen schneiden.
- Zwiebel in dem Öl anschwitzen, danach die Topinambur, Karotten und Sellerie zugeben und weiter anschwitzen. Mit der Brühe auffüllen und etwa 15 Minuten köcheln lassen. Mit den Gewürzen pikant abschmecken.

Wenn man die Topinamburknolle mit der Schale verarbeitet, gehen nicht so viele der wertvollen Inhaltsstoffe verloren.

Topinambursuppe mit gerösteten Pinienkernen

Zutaten für 4 Personen:
250 g frische Topinamburknollen
1 EL Zitronensaft in 500 ml Wasser
1 kleine Zwiebel, gehackt
1 EL Sonnenblumenöl
150 ml Gemüsebrühe
150 ml Milch
Muskatnuss, Pfeffer und Salz zum Abschmecken
1 EL geröstete Pinienkerne

- Topinamburknollen säubern, dünn abschälen, in Scheiben gleicher Stärke schneiden und sofort in das mit Zitronensaft gesäuerte Wasser geben.
- Die Zwiebelstücke in heißem Öl in einem Topf bei geschlossenem Deckel fünf Minuten glasig dünsten.
- Die Topinamburscheiben aus dem Zitronenwasser nehmen, auf Küchenpapier abtrocknen, dazu geben und unter gelegentlichem Umrühren im Topf weitere fünf Minuten garen.
- Dann Brühe und Milch hinzufügen, 20 Minuten köcheln lassen, bis die Topinambur weich ist, die Suppe pürieren.
- Mit geriebener Muskatnuss, Pfeffer und Salz abschmecken, nochmals bis kurz vor dem Kochen erhitzen und in vorgewärmten Suppentassen servieren. Kurz vor dem Auftragen mit einigen gerösteten Pinienkernen garnieren.

Anstelle der gerösteten Pinienkerne können geröstete Haselnüsse oder Mandelsplitter genommen werden.

Kalte Topinambursuppe nach Gaspacho-Art

Zutaten für 4 Personen:
250 g frische Topinamburknollen
1 kleine Zwiebel, fein gehackt
500 ml Gemüse- oder Geflügelbrühe
weißer Pfeffer und Salz zum Abschmecken
4 EL süße Sahne oder 4 EL Crème fraîche
1 TL glatte gehackte Petersilie zum Garnieren

- Topinambur waschen, schälen und dünn schneiden. Zusammen mit der geschnittenen Zwiebel im Topf mit der Brühe 30 Minuten köcheln lassen, im Mixer pürieren und durch ein Sieb passieren.
- Die Suppe mit dem gemahlenen Pfeffer würzen, mit Salz abschmecken und nochmals zum Sieden bringen. Danach kühlen.
- Vor dem Anrichten die Sahne steif schlagen oder einen Esslöffel davon (bzw. von der Crème fraîche) in die Mitte der gefüllten Suppentasse geben und mit Petersilie garnieren. Die Suppe schmeckt sowohl kalt als auch heiß gut.
- Anstelle von 100 g frischen Topinamburknollen kann man außerhalb der Erntesaison bei pürierten Suppen 20 g Topinamburpulver Typ 20 verwenden.

Bei Einsatz von trockenem Topinambur anstelle frischer Knollen verkürzt sich die Kochzeit: Topinamburpulver Typ 20 wird nur bis zu 10 und Typ 40 bis zu 15 Minuten lang zum Köcheln gebracht.

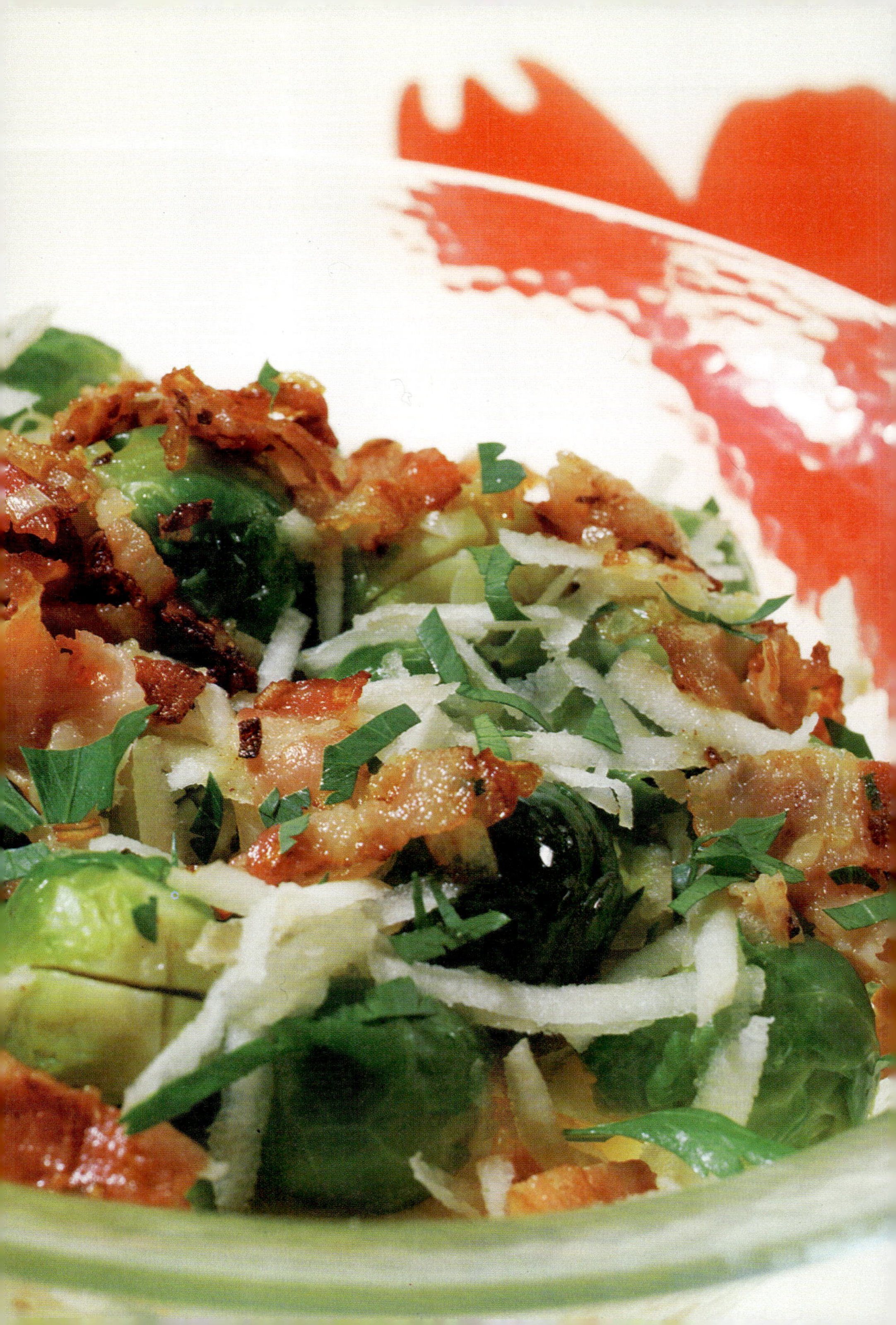

Topinambur-Rosenkohl-Salat

Zutaten für 4 Personen:

800 g Rosenkohl	*1 Zwiebel*
1 TL Salz	*2 EL Essig*
100 g magerer Speck	*80 ml Gemüsebrühe*
2 EL Öl	*1 Prise Pfeffer aus der Mühle*
200 g Topinambur, geschält	*1 Bund glatte Petersilie*

- Die Kohlröschen von den äußeren, schlechten Blättern befreien und die Strünke etwas abschneiden. Den Rosenkohl in kochendem Salzwasser ca. 20 Minuten gar dünsten.
- Den Speck in feine Streifen schneiden. Öl in einer Pfanne erhitzen und die Speckstreifen darin knusprig braten. Die Speckstreifen aus dem Fett herausnehmen, auf Küchenkrepp abtropfen lassen und beiseite stellen.
- Die Topinamburknollen schälen und raspeln. Die halbe Zwiebel fein würfeln. Den Essig und die Gemüsebrühe mit den Zwiebelwürfeln, dem geraspelten Topinambur, einer Prise Pfeffer und dem Fett von dem ausgelassenen Speck vermengen und unter die inzwischen fertig gegarten und abgetropften Kohlröschen mischen.
- Die Petersilie fein wiegen. Speckstreifen und die gehackte Petersilie über den Rosenkohl geben und servieren.

Die Zwiebel kann man auch leicht glasig dünsten, bevor man sie zu der Soße gibt.

◀ *Durch die knusprigen Speckstreifen erhält dieser Salat sein herzhaftes Aroma.*

Pikanter Topinambureintopf in Haselnussrahm

Zutaten für 4 Personen:
500 g frische Topinamburknollen
Salz
1 mittlere Zwiebel, geschält und gewürfelt
2 EL Butter
$1^1/_2$ EL Weizenmehl
100 ml Schlagsahne
250 ml Gemüsebrühe
3–4 EL Haselnusskerne, grob gehackt
$1^1/_2$ EL Topinambursirup, süß
$1^1/_2$ EL Zitronensaft
frisch gemahlener schwarzer Pfeffer und Salz zum Abschmecken
frisch gehackte glatte Petersilie zum Bestreuen

Wenn man Topinamburknollen kocht, sollten sie eine einheitliche Größe haben.

- Kleinere Knollen 10 und größere 20 Minuten in Salzwasser wie Pellkartoffeln in der Schale kochen. Kochwasser abgießen, Knollen pellen und warm stellen.
- Inzwischen die Zwiebelwürfel in der Butter in einem Topf glasig dünsten, mit Mehl bestäuben und weiter andünsten, dann mit Sahne und Brühe unter Rühren aufgießen. Die Flüssigkeit zum Kochen bringen und unter Rühren zehn Minuten köcheln lassen.
- Die Hälfte der gehackten Nüsse am Ende zur Brühe geben und zum Abkühlen vom Feuer nehmen. Alles mit einem Handmixer pürieren und wieder bis zum einmaligen Aufwallen erhitzen. Sofort vom Feuer nehmen und mit Topinambursirup, Zitronensaft, Pfeffer und einer kleinen Prise Salz abschmecken.
- Topinamburknollen in vorgewärmte Teller legen, mit der Brühe auffüllen und mit den restlichen Haselnussstücken sowie der Petersilie bestreuen und servieren.

Topinambur-Walnuss-Orangensalat

Zutaten für 4 Personen:
250 g frische Topinamburknollen
$1^1/_2$ EL Zitronensaft
$^1/_2$ Sellerie, fein geraspelt
1 Apfel
1 Orange
3–4 EL Schlagsahne
$1^1/_2$ EL Topinambursirup, süß
3–4 EL geriebene Walnüsse

- Die ungeschälten Topinamburknollen sorgfältig unter fließendem Wasser waschen und mit Küchenpapier trocknen.
- Anschließend die Topinamburknollen mit der Küchenmaschine fein raspeln, mit etwas von dem Zitronensaft beträufeln und kalt stellen.
- Die halbe Sellerieknolle schälen und ebenfalls fein raspeln.
- Apfel schälen, das Kerngehäuse entfernen und in Spalten schneiden. Die Apfelspalten mit Zitronensaft beträufeln und kalt stellen.
- Die Orange in Spalten teilen, enthäuten, entkernen und einmal durchschneiden.
- Topinambur, Sellerie und die beiden Obstsorten miteinander vermischen.
- Dann die kalte Sahne über den Salat verteilen, je nach Geschmack mit Topinambursirup süßen.
- Die einzelnen Salatportionen verteilen, mit den geriebenen Walnüssen bestreuen und servieren.

Der Apfel kann für diesen Salat nach Belieben fein geraspelt werden.

Weißweinsuppe mit Topinambur

Zutaten für 4 Personen:

200 g frische Topinamburknollen
250 ml halbtrockener Weißwein, z. B. Kerner
1 mittlere Zwiebel
2 Gewürznelken
$1^1/_2$ EL Butter
2 EL Sauerrahm
Piment, Curry und Cayennepfeffer zum Würzen nach Belieben

Die Suppe ist kochsalzfrei. Dazu passt ein fülliger Wein, z. B. Kerner Spätlese, halbtrocken, aus Franken.

- Gesäuberte Topinamburknollen in dünne Streifen raspeln und mit dem Wein aufgießen. Zwiebel schälen, mit den Gewürznelken spicken und dazugeben.
- Das Ganze aufkochen und 45 Minuten bedeckt köcheln lassen, danach die Zwiebel herausnehmen. Die Masse etwas abkühlen lassen und mit einem Passierstab pürieren.
- Danach die Suppe bis kurz vor dem Kochen erhitzen, die Butter hinzufügen und mit Sauerrahm abbinden.
- Mit den Gewürzen abschmecken.

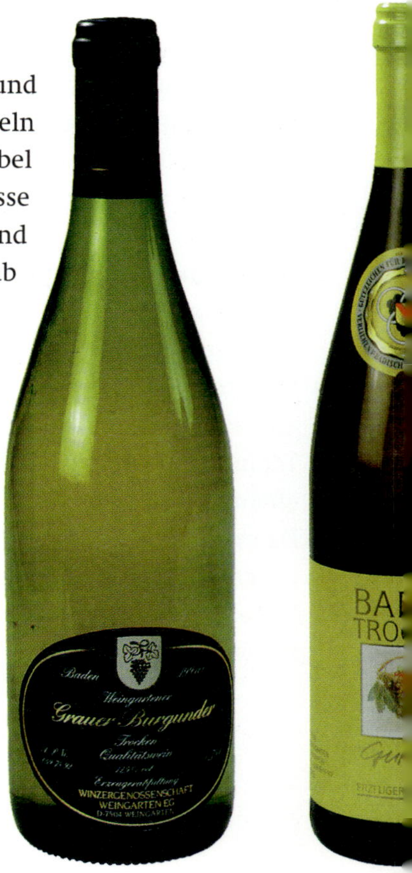

Topinambursalat mit Kürbiskernen

Zutaten für 4 Personen:
200 g frische Topinamburknollen
3 EL Öl
Salz und Pfeffer zum Abschmecken
1 EL Kürbiskerne, auch geröstete
1 EL Gartenkresse

Für die Vinaigrette:
3 EL Kürbiskernöl
3 EL Balsamicoessig
Salz und Pfeffer zum Abschmecken

- Topinamburknollen dünn schälen, in ca. 3 mm dicke Scheiben schneiden und im Öl goldbraun braten.
- Gebratene Topinamburscheiben nach Belieben salzen, pfeffern, auf Tellern anrichten, mit der Vinaigrette überschichten und mit den Kürbiskernen sowie der gehackten Gartenkresse garnieren.
- Für die Vinaigrette Kürbiskernöl und Balsamicoessig verquirlen, mit Salz und Pfeffer abschmecken.

Kürbiskernöl kommt meistens aus der Steiermark. Es hilft ebenso wie die Kerne gegen Reizblase und Prostataleiden.

Hauptspeisen und Beilagen

Kalbskoteletts mit Kartoffel-Topinambur-Püree

Zutaten für 4 Personen:

2 Knoblauchzehen
4 EL Öl
1 EL Zitronensaft
Salz
Pfeffer aus der Mühle
4 Kalbskoteletts
2 Zwiebeln
4 EL Butter
600 g Topinambur
600 g mehlig kochende Kartoffeln
5 EL Milch

- Eine Marinade aus durchgedrückten Knoblauchzehen, 1 EL Öl, Zitronensaft, je einer Prise Salz und Pfeffer bereiten. Die Kalbskoteletts damit einreiben und 1–2 Stunden ziehen lassen.
- Inzwischen die Zwiebeln schäeln, in Ringe schneiden und in 2 EL Butter bräunen.
- Topinambur und Kartoffeln schälen. In grobe Stücke schneiden. In Salzwasser erst die Kartoffelstücke 5 Minuten kochen, dann mit den Topinamburstücken weitere 15 Minuten kochen. Das Gemüse abgießen, 2 EL Butter und die Milch dazugeben und pürieren. Mit einer Prise Salz abschmecken.
- Restliches Öl in einer Pfanne erhitzen und die marinierten Kalbskoteletts bei starker Hitze auf jeder Seite ca. 2–3 Minuten braten. Mit dem Topinamburpüree und Gemüse servieren, dabei die Zwiebeln über das Fleisch und die gehackte Petersilie über das Püree geben.

Statt der Topinamburknolle kann man für das Püree auch 60 g Topinamburpulver Typ 20 nehmen.

▶ ***Zu den Kalbskoteletts mit Topinamburpüree passt Möhrengemüse.***

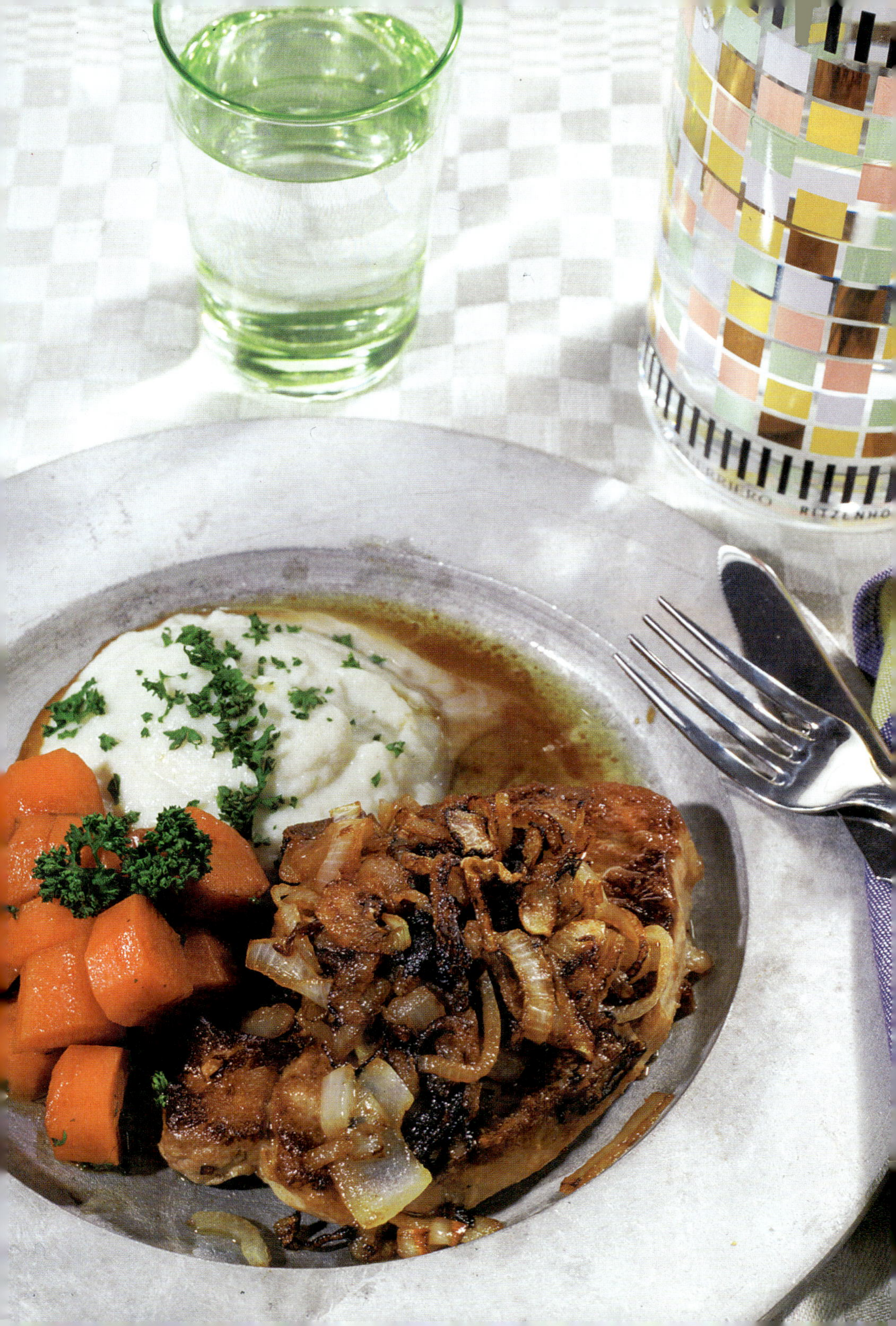

Topinambur mit verschiedenen Soßen als eigenständiges Gericht

Für diese Topinambur-Variationen werden die Knollen je nach Größe 15–20 Minuten gedämpft oder gekocht und dann mit zerlassener Butter, mit in Butter gerösteten Weißbrotwürfeln (à la polonaise) oder einer der folgenden beiden schmackhaften Soßen überzogen.

Sauce à la crème

Zutaten für 4 Personen:
1 Zwiebel
50 g magerer Speck, klein gewürfelt
2 EL Butter
1 EL Weizenmehl
250 ml Milch
je 1 Prise Salz und frisch gemahlener Pfeffer
3 EL süße Sahne

Behalten Sie einen Teil der Soße zurück und reichen Sie ihn separat zum Gericht nach.

- Zwiebel schälen und mit dem Speck in kleine Würfel schneiden, in 1 EL Butter hell anschwitzen, mit dem Mehl bestäuben und weiter hellgelb schwitzen.
- Die Milch aufkochen und mit einem Schneebesen direkt in die Schwitze einrühren. Kurz aufkochen lassen, vom Feuer nehmen und mit etwas Salz und weißem Pfeffer würzen.
- Restliche Butter und Sahne mit dem Schneebesen vorsichtig in die Soße einarbeiten und die Topinamburknollen sofort mit der fertigen Soße überziehen.

Sauce à la hollandaise

Zutaten für 4 Personen:
Salz und Pfeffer
1–2 EL Weißwein
3 rohe Eigelb
125 g flüssige Butter
1 EL Zitronensaft

- In einer Schüssel auf einem Wasserbad eine Prise Salz und Pfeffer, Weißwein und das Eigelb mit dem Schneebesen cremig schlagen.
- Unter ständigem Schlagen die flüssige Butter zulaufen lassen und mit Zitronensaft abschmecken.
- Die warm gehaltenen Topinamburknollen mit etwas von der Soße übergießen und anrichten. Die übrige Soße wird dazugereicht.

Gebackene Topinambur

Zutaten für 4 Personen:
500 g frische Topinamburknollen
1 Ei
3–4 EL Semmelmehl oder Paniermehl
Öl zum Ausfetten des Backblechs

- Gekochte Topinambur in Scheiben und diese in Stifte von 1 cm Durchmesser schneiden.
- Den Backofen auf 200 °C vorheizen. Ei aufschlagen und die Topinamburstifte einzeln in die Eimasse tauchen, im Paniermehl wälzen und auf das gefettete Backblech legen. Bei mittlerer Hitze backen.

Topinamburpuffer

Zutaten für 4 Personen:
1 kg Topinambur
4 Eier
200 g Weizenschrot
Salz
150 ml Öl zum Ausbacken

- Topinambur schälen, würfeln und in Salzwasser 15–20 Minuten weich kochen.
- Eiweiß vom Eigelb trennen. Die Eigelb mit dem Weizenschrot vermischen. Mit Salz würzen.
- Topinambur abgießen, abtropfen lassen, in Stücke schneiden und unter den Teig mengen. Eiweiße zu steifem Schnee schlagen und darunter heben.
- Öl in einer Pfanne erhitzen. Teig esslöffelweise in die Pfanne geben und die Topinamburpuffer beidseitig ausbacken, bis sie goldgelb und knusprig sind.

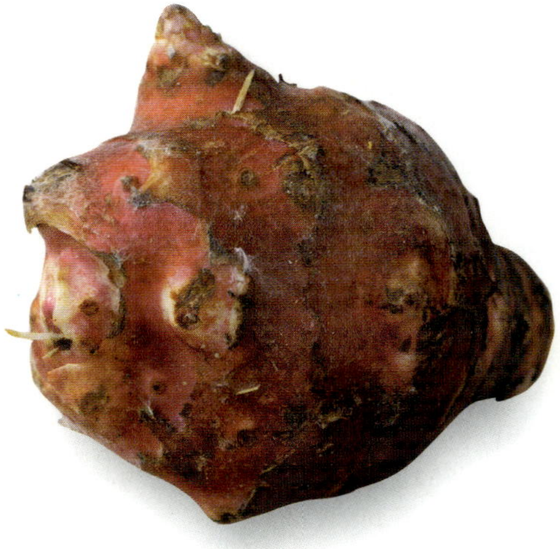

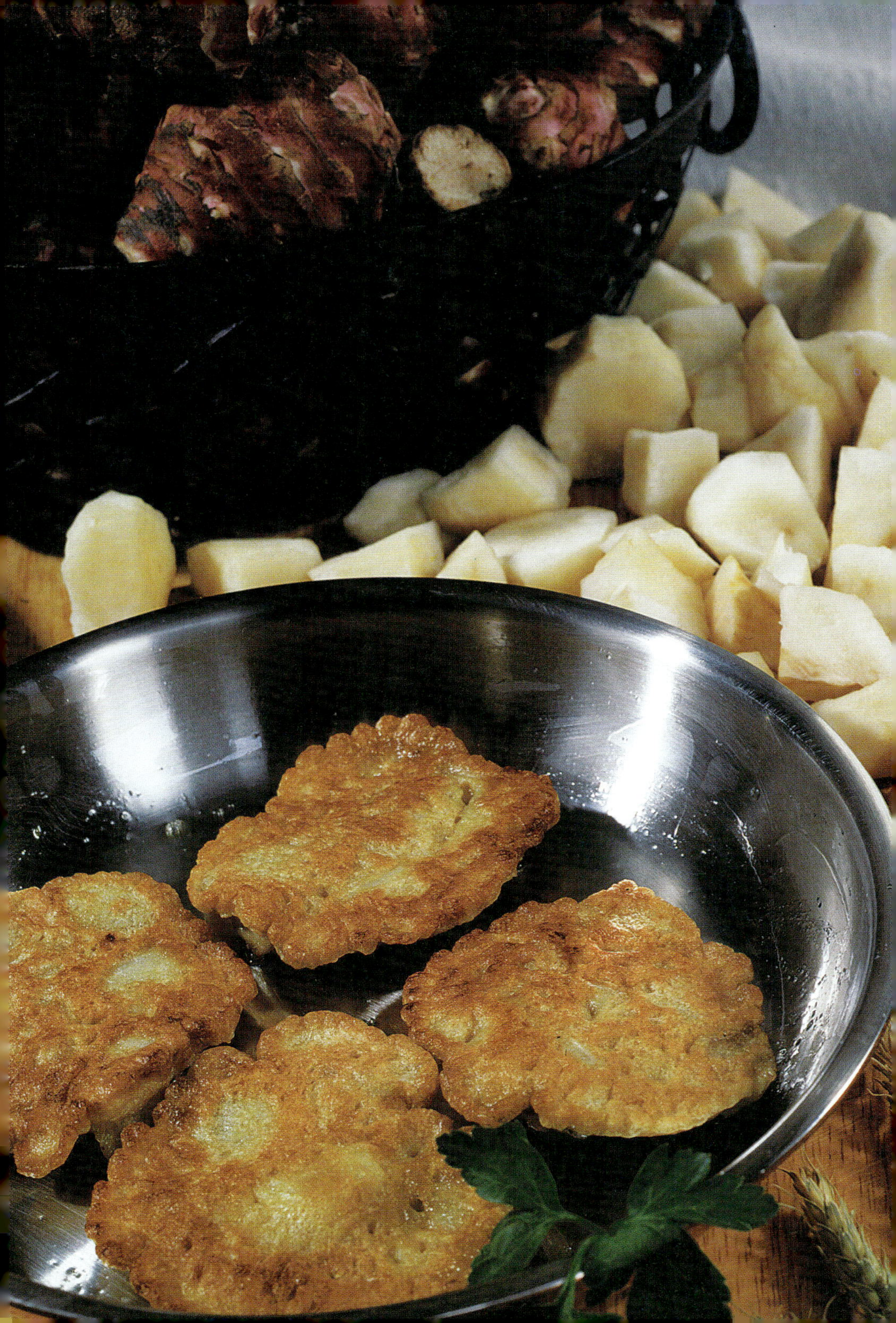

Topinambur-Bandnudeln mit Topinambur-Pesto

Zutaten für 4 Personen:

1 Ei
1 EL Sonnenblumenöl
3–4 EL Wasser
1 Prise Salz
75 g Topinamburmehl Typ 40
75 g Weizenmehl

Für den Pesto:

50 g Basilikum (frische, große Blätter)
1 EL Pinienkerne
1 Knoblauchzehe
100 g frische Topinamburknollen
1 EL Zitronensaft
50 g schwarze Oliven, entkernt
1 Prise Salz
1–2 EL Parmesankäse, gerieben, evtl. mit Pecorinokäse vermischt
3–4 EL Olivenöl, kaltgepresst, nativ
1 Prise frisch gemahlener weißer Pfeffer

Pesto muss stets frisch und kalt auf die auf vorgewärmten Tellern oder Schüsseln heiß angerichteten Nudeln gegeben werden, damit er darauf zergehen kann. Bereiten Sie zuerst die Bandnudeln zu. Die Zutaten für den Pesto sollten vorbereitet im Kühlschrank bereitliegen und erst kurz vor dem Anrichten verarbeitet werden.

- Für die Topinambur-Bandnudeln in einer Rührschüssel das Ei mit dem Sonnenblumenöl, 3–4 EL Wasser und einer Prise Salz gut verrühren.
- Auf einer Arbeitsplatte die Mehle aufhäufen, eine Vertiefung eindrücken und die Eimischung hineingießen. Einen Teig von Hand 10 Minuten bis zur Blasenbildung kneten und in einem geschlossenen Gefäß 30 Minuten ruhen lassen.
- Nudelteig mit wenig Mehl hauchdünn ausrollen und mit einem Messer in 0,5 cm breite Streifen schneiden, mindestens 30 Minuten an der Luft trocknen.

- Die Nudeln in sprudelndem Salzwasser 3–5 Minuten bissfest garen.
- Für den Pesto Basilikum abzupfen, waschen, trockenschleudern oder auf einem Küchenhandtuch trocknen. Pinienkerne in der Pfanne ohne Fett rösten und abkühlen lassen. Knoblauch pellen.
- Die Topinamburknollen waschen und vorsichtig schälen. mit dem Zitronensaft beträufeln und im Mixer mit den Oliven, Basilikumblättern, Pinienkernen, Knoblauch und etwas Salz pürieren. Den Käse nach und nach unterarbeiten.
- Das Olivenöl bis zur gewünschten Konsistenz eintropfen lassen. Am Schluss mit dem weißen Pfeffer würzen.

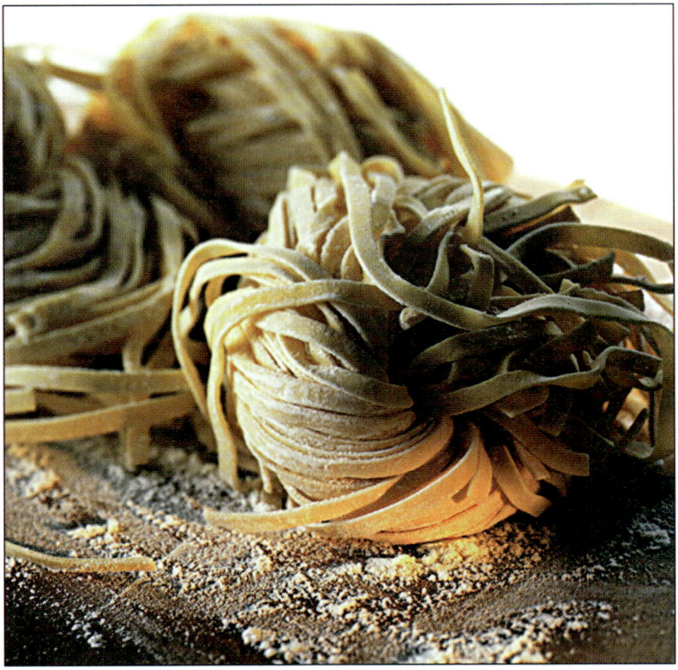

Selbstgemachte Nudeln sind immer wieder ein Hochgenuss!

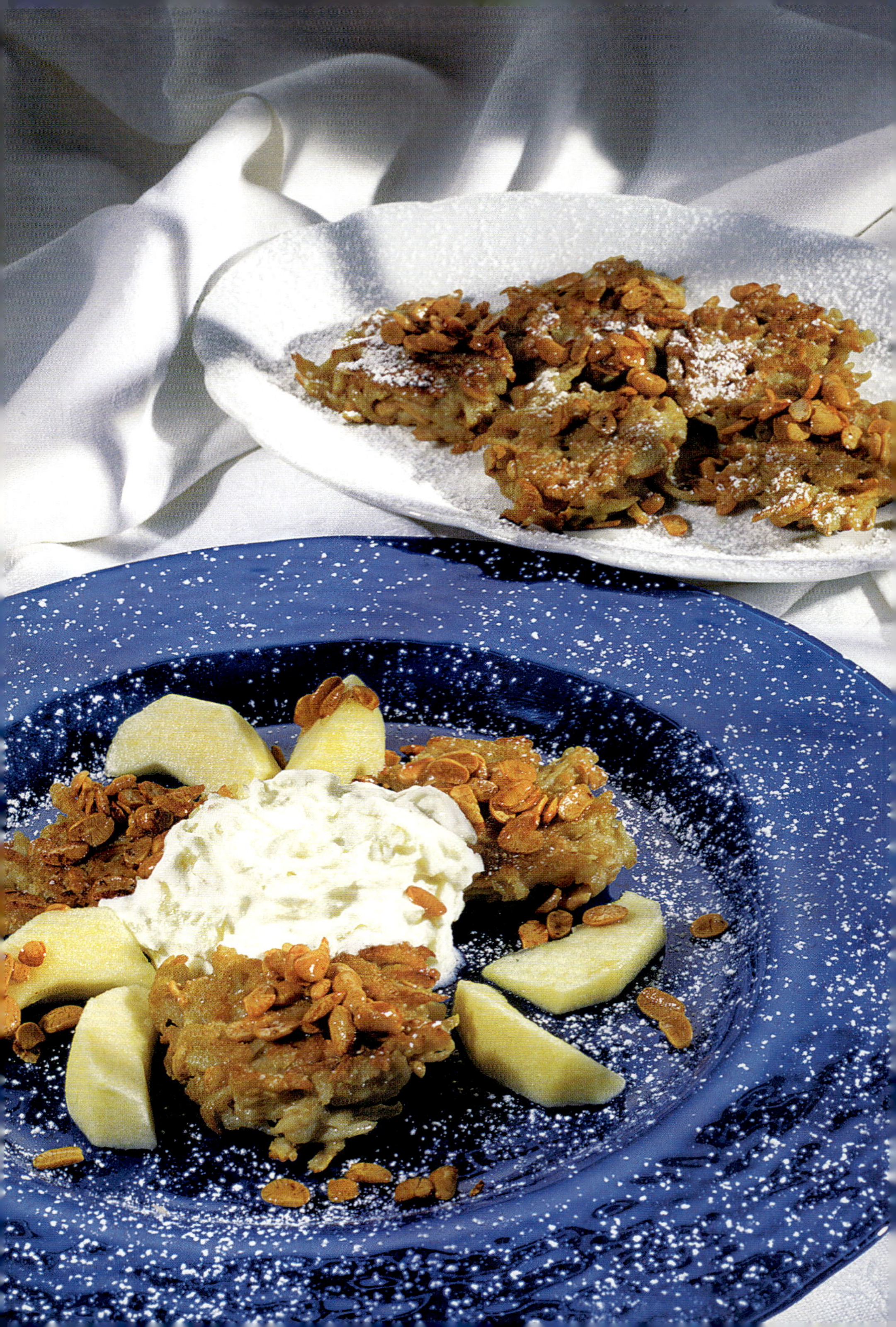

Topinamburbratlinge

Zutaten für 4 Personen:
2 große säuerliche Äpfel
4 EL Zitronensaft
300 g Magerquark
800 g Topinambur
1 Zwiebel
4 EL Sojakerne
2 Eigelb
3 EL Vollkornmehl
je 1 Prise Salz und Pfeffer
Öl zum Braten

- Einen Apfel schälen und raspeln, den anderen schälen und in schmale Spalten schneiden. Beide jeweils mit Zitronensaft beträufeln. Den Quark mit 1 EL Zitronensaft verrühren, dann den geraspelten Apfel mit dem Quark vermengen. Den Apfelquark in den Kühlschrank stellen.
- Topinambur raspeln, Zwiebeln hacken und beides mit 1 EL Sojakernen, Eigelb und Mehl mischen und mit Salz und Pfeffer abschmecken. Die übrigen Sojakerne in einer Pfanne ohne Fett kurz rösten und beiseite stellen.
- 1–2 EL Öl in einer Pfanne erhitzen und aus dem Teig (pro Portion etwa ein gehäufter Esslöffel) bei mittlerer Hitze goldbraune Puffer braten. Immer wieder etwas Öl nachgeben. Aus der Pfanne nehmen und auf Küchenkrepp abtropfen lassen.
- Mit dem Apfelquark und den Apfelspalten auf einem Teller anrichten und mit den gerösteten Sojakernen bestreut servieren.

◀ ***Der Apfelquark ist eine ideale Ergänzung zu den Topinamburbratlingen.***

Info-Adressen und Bezugsquellen für Topinamburprodukte und Saatknollen

Börner GmbH (Hersteller von **Bakanasan-Topinambursirup und Topinambur-Kautabletten**, erhältlich in Apotheke und Reformhaus). Info-Adresse:
Moosrosenstr. 7–13, D-12347 Berlin,
Tel. 0 30/6 00 00 10

Klosterbäckerei Bodman (Herstellung und Versand von **Topinambur Energie-Diätkugeln,** auch an Endverbraucher):
Kaiserpfalz 78, D-78351 Bodman,
Tel. 0 77 73/57 92

Tengelmann-Unternehmensgruppe (vertreibt Naturkind-**Frühstückssaft mit Topinambur**). Info-Adresse:
Wissollstr. 5–43, D-45466 Mülheim/Ruhr,
Tel. 02 08/58 13 49

Firmengruppe Schoenenberger (Hersteller von **Topinambursaft**, erhältlich im Reformhaus). Info-Adresse:
Bahnhofstr. 24, D-83052 Bruckmühl,
Tel. 0 80 62/90 10

Infirmarius Rovit (homöopathische Helianthus-tuberosus-Tropfen als Appetithemmer). Info-Adresse:
Eislinger Str. 66, D-73084 Salach,
Tel. 0 71 62/93 08 00

Rabeler Fruchtchip GmbH (Herstellung und Versand von **Topinambur-Flocken und Topinambur-Crispies** für Müslis, auch an Endverbraucher, auf Wunsch auch glutenfrei):
Nonnenwaldstr. 20a, D-82377 Penzberg,
Tel. 0 88 56/20 81

Topina Diät-Rohstoff GmbH (Handelsvertretung): Informationen über sämtliche Topinambur-Produkte, Versand von Zutaten für die Topinambur-Diät):
Dieter Rost,
Blumenweg 21, D-12105 Berlin,
Tel. 0 30/70 60 46 10, Fax: 0 30-70 60 46 11

Topinambur-Saatzucht Niedersachsen, Kurt Marquardt (Versand von Topinambur-Saatknollen, bundesweit und auch ins Ausland):
Sandstr. 16, 29328 Müden/Örtze,
Tel. 0 50 53/3 50, Fax: 0 50 53/16 28

Wurzener Nahrungsmittel GmbH (Hersteller von **Cornflakes mit Topinambur**, im Lebensmittelhandel erhältlich). Info-Adresse:
Am Mühlengraben 1, D-04808 Wurzen,
Tel. 0 34 25/88 61 03

Deutsche Gesellschaft für Ernährung,
Im Vogelsang 40, 60488 Frankfurt a. M.,
Tel. 0 69/9 76 80 30

Register

Abführmittel *16*
Abnehmen *34–43*
Allergien *42*
Appetitzügler *43*
Aromatisieren *53*

Ballaststoffe *15*
Blähungen *36*
Blutdruck *37–41*
Body-Mass-Index (BMI) *22, 23*
Broca-Gewicht *22*

Chrom *28*

Darmreinigung *44, 45*
Diabetiker *56–61*
Diät-Tagebuch *46*

Einlagerung *75, 76*
Eisen *28*
Ernährung *23, 24*
Ernte *75, 76*

Fastenprotokoll *48, 49*

Helianthus tuberosus-Tropfen *69*
Hildegard von Bingen *47*
Homöopathische Arzneien *68*

Idealgewicht *22*
Insulin *14, 15*

Kalium *24*
Kalorienbedarf *21*
Kalzium *25, 26*
Kobalt *29*

Lagerung *76*

Magnesium *27*
Migräne *42, 43*
Mineralstoffe *24–27*

Natrium *24*
Normalgewicht *22*

Pflege *72–75*
Phosphor *27*

Saatknollen *73*
Sechs-Tage-Programm *44–55*
Selen *29*
Spurenelemente *28, 29*

Topinambur-Energie-Diätkugeln *47*
Topinambur-Fastendiät-Lebensmittel *50–54*
Topinambur-Kautabletten *67*
Topinamburkonfitüre *66*
Topinamburpulver *30, 31*
Topinambursaft *64*
Topinambursirup *60, 64*
Topinambursorten *77*
Type-I-Diabetes *58*
Typ-II-Diabetes *58, 59*

Verstopfung *16–18*
Vitamine *25*

Zink *28*